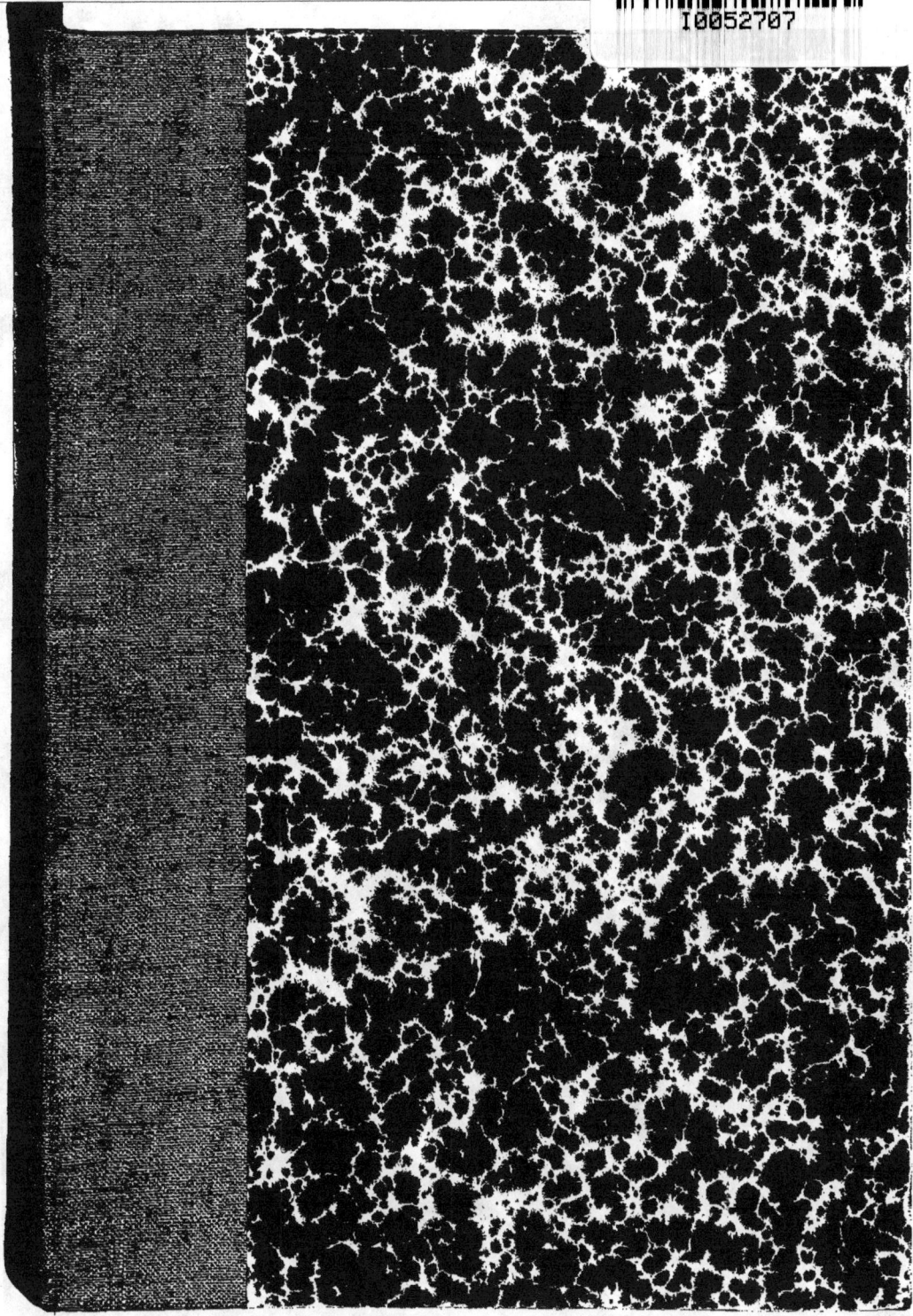

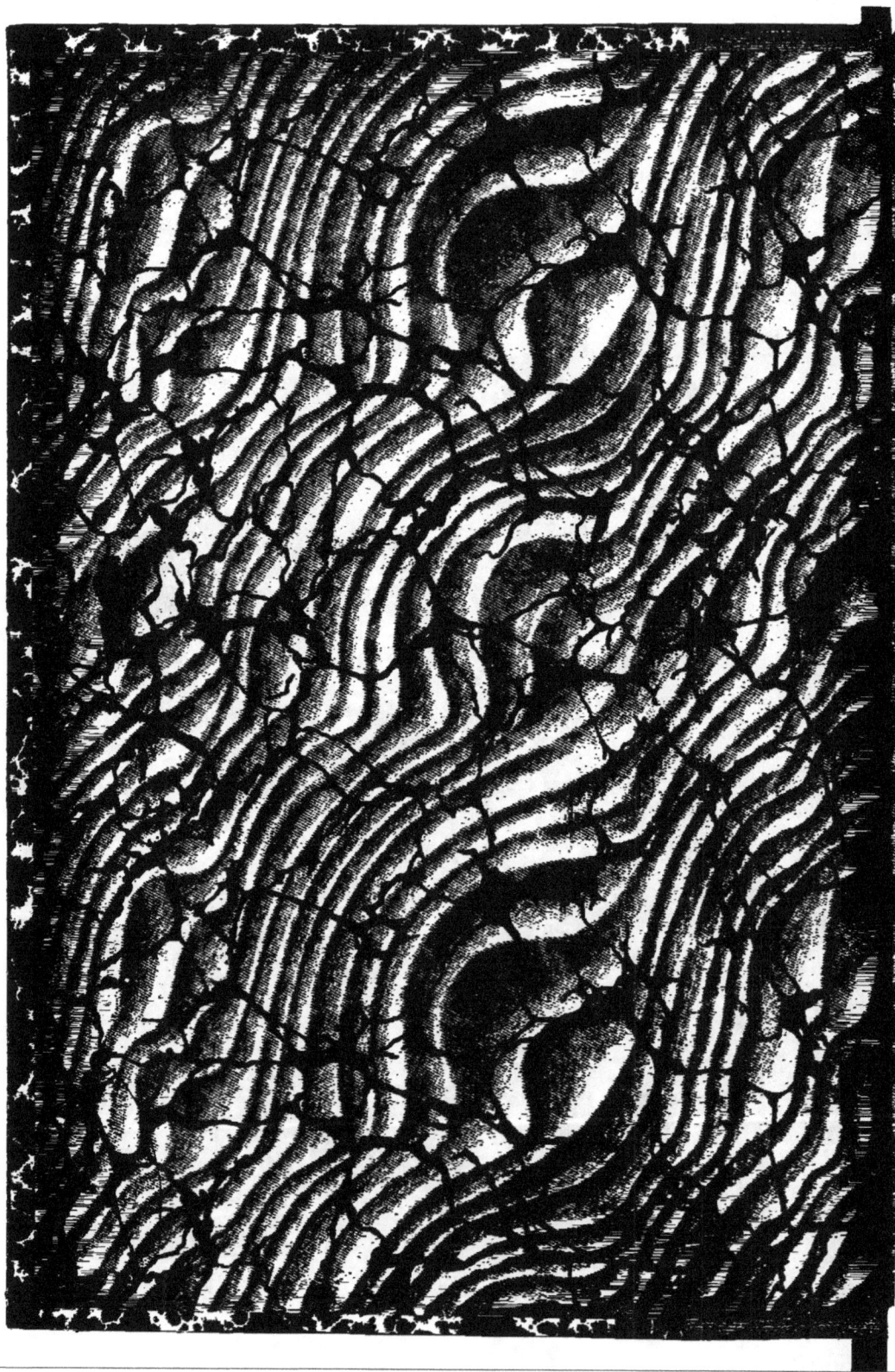

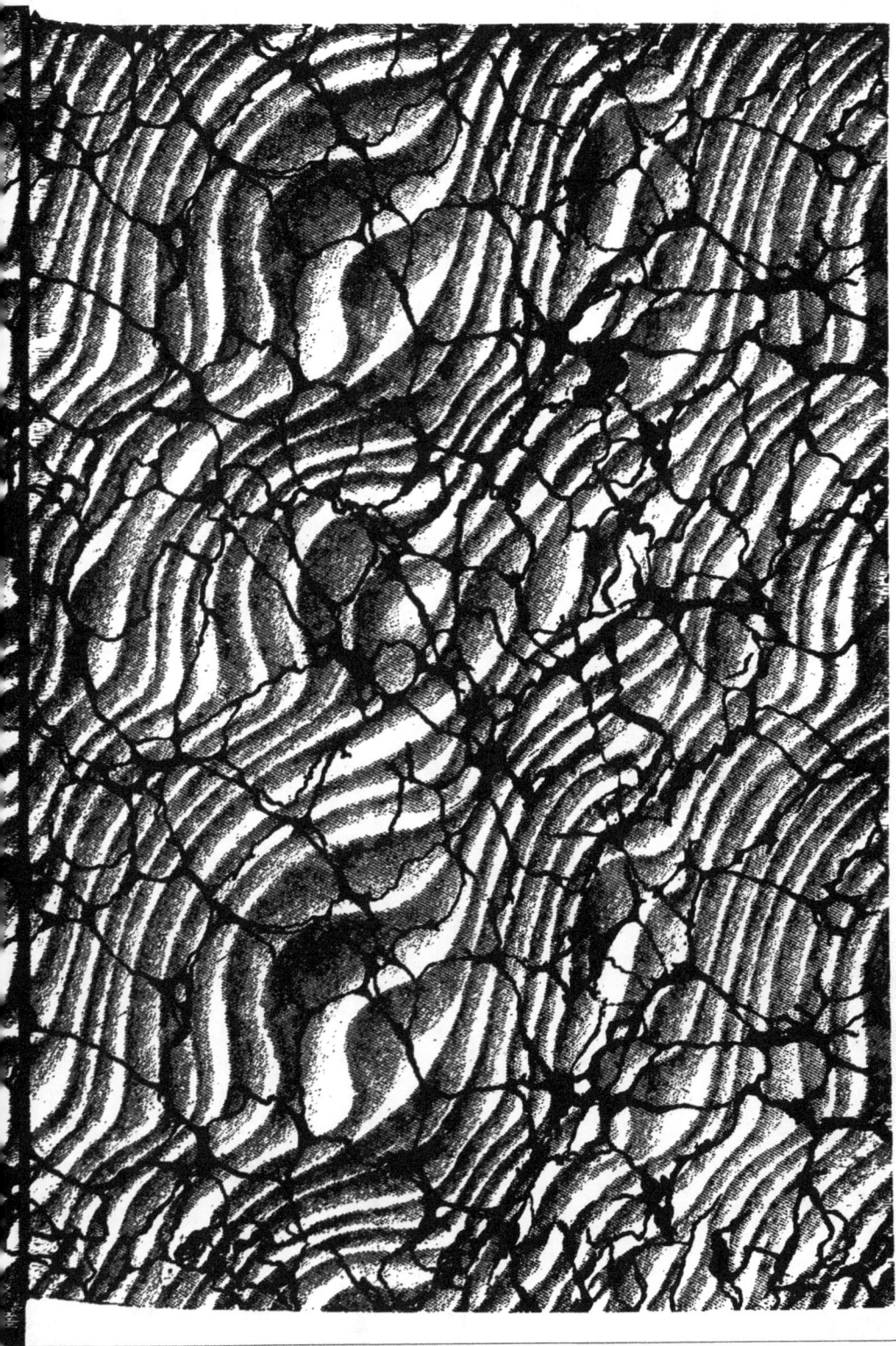

ANATOMIE NORMALE ET PATHOLOGIQUE

DES

FOSSES NASALES

ET DE LEURS

ANNEXES PNEUMATIQUES

PAR

E. ZUCKERKANDL

Professeur d'Anatomie à l'Université de Vienne

TRADUIT SUR LA 2e ÉDITION ALLEMANDE

PAR

L. LICHTWITZ | P. GARNAULT

Docteur en Médecine de l'Université Vienne | Docteur en Médecine
de la Faculté de Bordeaux | Docteur en Médecine de Paris

Tome II (Atlas et légendes).

PARIS

MASSON, ÉDITEUR

LIBRAIRE DE L'ACADÉMIE DE MÉDECINE

120, Boulevard Saint-Germain

1895

PRINCIPAUX OUVRAGES DU DR LICHTWITZ.

**Les anesthésies hystériques des muqueuses et des organes de sens
et les zones hystérogènes des muqueuses.** (Paris, 1887, chez
Baillière et Fils.)

**Du diagnostic de l'empyème « latent » de l'antre d'Highmore par
le lavage explorateur.** (Paris, 1890, chez G. Masson.)

**De la fréquence de l'empyème « latent » bilatéral de l'antre
d'Highmore, etc.** (Paris, 1892, chez G. Masson.)

**De l'empyème « latent » du sinus frontal diagnostiqué et traité
par voie naturelle.** (Paris, 1893, chez G. Masson.)

Carcinome de la corde vocale etc. (Paris, 1891, chez G. Masson.)

**Extirpation par voie naturelle des papillomes multiples du larynx,
chez l'enfant, à l'aide d'une nouvelle méthode : l'intubation
avec tube fenêtré.** (Paris, 1892, chez G. Masson.)

Hydrorrhée nasale. (Paris, 1893, chez G. Masson.)

**De l'emploi des accumulateurs en médecine et de la meilleure
manière de les charger.** (Paris, 1893, chez G. Masson.)

Maladies des cavités accessoires du nez. (Dans le traité de médecine
publié chez Maloine, Paris, 1895.)

En collaboration avec le Dr Sabrazès :

Du Cholestéatome de l'oreille. (Paris, 1894, chez G. Masson.)

PRINCIPAUX OUVRAGES DU DR GARNAULT.

Recherches anatomiques et histologiques sur le Cyclostoma elegans,
1887. Thèse de doctorat ès-sciences naturelles (de la Sorbonne) et Actes
de la Société linnéenne de Bordeaux.

**Sur la signification morphologique des enveloppes de l'œuf, chez
les Chitonides,** 1888. Archives de zoologie expérimentale, de LACAZE-
DUTHIERS.

**De la caryocinèse et de ses relations avec le processus de la
fécondation,** par WALDEYER. Traduit de l'allemand, avec exposé de
mes recherches sur les phénomènes intimes de la fécondation chez l'*Helix
aspersa*. Archives de Tocologie et Bulletin scientifique du nord de la
France et de la Belgique, de GIARD.

La voix, le chant et la parole, par LENNOX BROWNE et BEHNKE. Traduit
de l'anglais sur la 14e édition. Société d'éditions scientifiques. Paris, 1893,
2e édition.

**Le massage vibratoire et électrique dans les affections de la gorge,
des oreilles et du nez.** Société d'éditions scientifiques. Paris, 1894.

Les maladies du nez. Dans le traité de médecine, publié sous la direction
de BERNHEIM, chez Maloine. Paris, 1895.

**Le traitement manuel de Ling dans ses applications à la médecine
et à la chirurgie,** par le Dr KELLGREN. Traduit de l'anglais sur la
2e édition. Maloine, Paris, 1895.

... des maladies de l'oreille. 1 vol. de 700 pages avec 171 figures.
..., Paris, 1895.

ANATOMIE NORMALE ET PATHOLOGIQUE

DES

FOSSES NASALES

ET DE LEURS

ANNEXES PNEUMATIQUES.

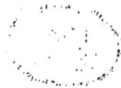

ANATOMIE NORMALE ET PATHOLOGIQUE

DES

FOSSES NASALES

ET DE LEURS

ANNEXES PNEUMATIQUES

PAR

E. ZUCKERKANDL

Professeur d'Anatomie à l'Université de Vienne.

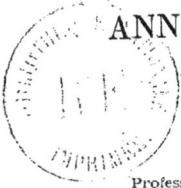

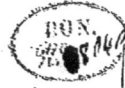

TRADUIT SUR LA 2ᵉ ÉDITION ALLEMANDE

PAR

L. LICHTWITZ | **P. GARNAULT** (de Paris)
Docteur en Médecine de l'Université de Vienne | Docteur en Médecine,
et de la Faculté de Bordeaux. | Docteur ès-sciences naturelles.

Tome II (Atlas et légendes).

PARIS

G. MASSON, ÉDITEUR

LIBRAIRE DE L'ACADÉMIE DE MÉDECINE

120, Boulevard Saint-Germain.

1895

EXPLICATION DES PLANCHES

PLANCHE I

Fig. 1. Dos du nez saillant vu de côté. Os du nez voûtés.

Fig. 2. Naturel des îles Nia, charpente maxillaire vue de côté, dos du nez plat, surtout les os du nez.

Fig. 3. Naturel des îles Nia, charpente maxillaire vue par devant.

Fig. 4. Ouverture pyriforme (crâne allemand); longue et ovale.

Fig. 5. Naturel des îles Nia, l'ouverture pyriforme est courte, quadrangulaire.

Fig. 6. Le même; charpente maxillaire vue de profil, les os du nez sont tellement aplatis, que sur la ligne médiane les apophyses frontales dépassent.

Fig. 7. Os du nez vus de l'intérieur.

   a. Ossicules subnasaux.

Fig. 8. Os du nez vus de l'intérieur.

   a. Ossicule subnasal avec prolongements aliformes.

Fig. 9. Nez extérieur, après l'ablation de la peau, vu par devant.

   k. Dos du nez cartilagineux.

   C. Cartilage quadrangulaire.

   C.t.   »   triangulaire.

   C.a.   »   alaire. Ce cartilage a glissé, en haut, un peu au-dessus du cartilage triangulaire.

Fig. 10. Coupe frontale du nez extérieur d'après HENLE; surface antérieure de section.

   K. Coupe transversale de la racine osseuse du nez.

   Pf. Processus frontal du maxillaire supérieur.

   m'. Cartilage de la cloison.

   m''. Cartilage triangulaire.

   l'. Coupe de la branche latérale du cartilage alaire.

   l'. Coupe de la branche médiane du cartilage alaire.

   h. Cloison cutanée.

Fig. 11. Nez extérieur vu de profil après l'ablation de la peau; d'après SÖMMERING.

Fig. 12. Coupe transversale du nez cartilagineux, au niveau du cartilage triangulaire, parallèlement à l'ouverture pyriforme; d'après HENLE.

   m'. Cartilage de la cloison.

   m''. Cartilage triangulaire.

   l. Cartilage alaire.

1. Peau.

2. Muqueuse du nex.

Fig. 13. Charpente cartilagineuse (cartilage alaire et septum cartilagineux) dans la région de l'orifice de la narine, partie postérieure du cartilage alaire, plissée; d'après SÖMMERING.

Fig. 14. Cartilage alaire vu de profil; d'après SÖMMERING.

Fig. 15. Vue du vestibule nasal par le bas.

a a. Plis du vestibule.

J. Orifice interne de la narine.

PLANCHE II

Fig. 1. Septum nasal, côté droit; d'après SÖMMERING.

L. Lame perpendiculaire.

V. Vomer.

Qu. Cartilage quadrangulaire.

C. Branche médiane du cartilage alaire, au point où elle se soude au septum nasal.

Fig. 2. Muscles du nez.

L. Releveur de l'aile du nez et de la lèvre supérieure.

a b c d. Muscle nasal.

a. Muscle de l'aile.

b. Portion superficielle du compresseur du nez.

c. Portion profonde du compresseur du nez.

d. Muscle innominé (SAPPEY).

Fig. 3. Muscle nasal après l'ablation du releveur.

a. Dépresseur de la cloison.

b. Dépresseur de l'aile du nez,

c. Compresseur du nez.

Fig. 4. Coupe verticale à travers la partie latérale du nez cartilagineux, la peau a été enlevée; Grossissement Hartnack. Obj. 3, oc. 3.

C.a. Cartilage alaire.

C.t. Cartilage triangulaire.

S. Cartilage sésamoïde.

H. Peau interne.

A. Muqueuse sans glandes avec de nombreuses papilles.

B. Muqueuse avec glandes, sans papilles.

Fig. 5. Région dépourvue de glandes avec papilles. Gross. Hartn. Obj. 4, oc. 3.

E. Epithelium pavimenteux stratifié.

St. Stroma de la muqueuse.

P. Papilles.

Fig. 6. Région pourvue de glandes; Gross. Hartn. Obj. 7, oc. 3.

E. Epithelium pavimenteux stratifié.

A. Conduit excréteur des glandes.

St. Stroma avec glandes et infiltration de petites cellules.

Fig. 7. Artères du nez extérieur; d'après ARNOLD.

i. Artère coronaire de la lèvre supérieure.

m m. Artère maxillaire externe.

x. Artère de la cloison du nez.

a. Artère angulaire.

n. Artères pinnales.

Fig. 8. Veines du nez externe ; d'après Arnold.

   c. Veine coronaire de la lèvre supérieure.

   F. Veine faciale antérieure.

   n. Veines pinnales.

   n'. Veines dorsales du nez.

   i. Veine ophthalmique.

PLANCHE III

Fig. 1. Os du nez atrophiés, triangulaires, le droit ne s'articule pas avec l'os frontal.

Fig. 2. Cas semblable, mais l'os nasal droit est soudé en un point avec l'apophyse frontale du maxillaire supérieur.

Fig. 3. Cas semblable, os nasal triangulaire.

   aa. Prolongements de l'os frontal, qui vont au devant des os du nez.

Fig. 4. Os du nez, gauche, atrophié et ne s'articulant pas avec le frontal ; os du nez, droit, grand et si élargi à son extrémité supérieure, qu'il rejoint l'apophyse frontale du maxillaire supérieur du côté opposé.

Fig. 5. Les deux os du nez sont triangulaires et ne s'articulent pas avec le frontal.

Fig. 6. Cas semblable, les os du nez ont été enlevés et on voit un prolongement anormal du frontal avec lequel s'articulent les os du nez.

Fig. 7. A la place des os du nez, on trouve à côté d'un prolongement anormal du frontal, plusieurs lamelles osseuses de forme irrégulière.

Fig. 8. Os du nez rudimentaires ; entre les apophyses frontales du maxillaire supérieur s'intercale un prolongement anormal du frontal, à l'extrémité distale duquel se joignent les rudiments des os du nez.

Fig. 9. Cas semblable : les apophyses frontales se soudent l'une à l'autre ; au niveau de la région distale du point de soudure, se réunissent de petits fragments osseux représentant le rudiment des os du nez.

   kk. Nez cartilagineux qui comble les vides.

Fig. 10. Dos du nez d'une négresse, avec os du nez rudimentaires ; au-dessous des apophyses frontales soudées l'une à l'autre, on trouve un osselet triangulaire, qui représente un rudiment des os du nez.

Fig. 11. Dos du nez rudimentaire ; entre les apophyses frontales du maxillaire supérieur s'intercale un prolongement de l'os frontal.

Fig. 12. Cas semblable.

Fig. 13. Cas semblable ; entre les apophyses frontales du maxillaire supérieur est logée la lame perpendiculaire de l'os ethmoïde.

Fig. 14. Cas semblable ; la région qui présente des hachures verticales, correspond à l'épine nasale supérieure saillante.

Fig. 15. Absence complète des os du nez ; les deux apophyses frontales du maxillaire supérieur ne se rejoignent pas.

Fig. 16. Même disposition chez un enfant nouveau-né.

Fig. 17. Ouverture pyriforme, limitée par des bords nets ; crâne d'un habitant de l'Autriche inférieure.

Fp. Fosse prénasale.

PLANCHE IV

Fig. 1. Maxillaire supérieur droit, face nasale avec l'hiatus maxillaris, une sonde est passée à travers le canal incisif.

n n. Partie lisse de la face nasale.

n' n' n'. Partie rugueuse de la face nasale, sur laquelle s'applique l'os palatin.

C.H. Cellules de Haller.

l. Sillon lacrymal.

t. Crête turbinale de l'os maxillaire.

e. Crête ethmoïdale de l'os maxillaire,

p. Processus palatin.

Fig. 2. Os maxillaire droit, face nasale. Cornet inférieur enlevé en partie pour montrer son apophyse maxillaire.

P. m. Processus maxillaris ossis turbinati.

P. e. Processus ethmoidalis ossis turbinati.

P. l. Processus lacrymalis ossis turbinati.

C. t. Crista turbinalis ossis palati.

C. e. Crista ethmoidalis ossis palati.

C. e'. Crista ethmoidalis ossis supramaxillaris.

C. i. Crista incisiva.

Fig. 3. Coupe transversale du cornet ; d'après HERZFELD.

P m. Processus maxillaire.

S. Sinus du cornet.

Fig. 4. Coupe transversale de la narine du Chevreuil.

o. Lamelle supérieure, enroulée, du cornet.

u. Lamelle inférieure, enroulée, du cornet.

St. Pédoncule du cornet.

n. t. Nasoturbinal.

S. p. Sinus pneumatique de la lame palatine.

S. m. Extrémité antérieure du sinus maxillaire.

C. i. Canal infraorbitaire.

D. n. Canal naso lacrymal.

B. Extrémité antérieure, en forme de crête, de l'os de Bertin.

Fig. 5. Coupe transversale des fosses nasales du Chevreuil, pratiquée en arrière de la précédente.

o. Lamelle supérieure, enroulée, du cornet

u. Lamelle inférieure, enroulée, du cornet.

St. Pédoncule du cornet.

f. Plaque basale inférieure du pédoncule.

f'. Plaque basale supérieure du pédoncule.

Les autres indications comme pour la figure précédente.

Fig. 6. Lame criblée, visible dans toute son étendue.

S e. Sillon ethmoïdal.

Fig. 7. Lame criblée recouverte en grande partie par les saillies pneumatiques de la partie orbitaire du frontal (*P o*).

Fig. 8. Lame criblée, recouverte par la crista Galli épaissie.

Fig. 9. Coupe frontale de la charpente maxillaire, vue de la partie antérieure. Le dessin a été fait pour montrer comment la narine est rétrécie par la transformation du cornet moyen en une grosse vésicule (*a*) surtout lorsque, comme dans notre cas, la narine est primitivement étroite. La cloison (*b*) est déviée et repoussée du côté opposé en raison de la disposition anormale du cornet.

Fig. 10. Montre un cornet hypertrophié de la façon qui vient d'être décrite, à l'état frais, après la division du vestibule nasal droit.

a. Extrémité antérieure du cornet moyen transformée en une vésicule, qui fait dans la narine une saillie semblable à une tumeur.

b. Extrémité antérieure du cornet inférieur.

Fig. 11. Coupe frontale à travers une charpente maxillaire (partie antérieure), pour montrer la situation de la bulle ethmoïdale. Les espaces pneumatiques de l'ethmoïde sont fortement développés.

a. Cornet moyen.

b. La bulle ethmoïdale est très développée et fait une forte saillie vers la fosse nasale. Le cornet moyen a été repoussé par cet organe, contre la cloison.

c. Sinus du cornet moyen.

e. Lame papyracée.

Fig. 12. *Lemur*, narine droite, paroi latérale, grossie deux fois; les bourrelets olfactifs médians ont été enlevés pour montrer le nasoturbinal (*N. t.*).

e. Deuxième cornet de la série latérale correspondant à la bulle ethmoïdale de l'Homme.

Fig. 13. Même préparation, après l'ablation d'une partie du nasoturbinal, pour mettre à nu l'hiatus semilunaris; grossie deux fois.

H. Crête collective.

PLANCHE V

Fig. 1. Fosse nasale droite, avec trois cornets ethmoïdaux bien développés et deux fentes ethmoïdales; en partie d'après SÖMMERING.

Fig. 2. Fosse nasale droite, avec trois cornets ethmoïdaux, parmi lesquels le cornet moyen est atrophié et réduit à une crête; deux fentes ethmoïdales.

Fig. 3. Fosse nasale droite, avec trois cornets ethmoïdaux et deux fentes ethmoïdales; la moitié antérieure du cornet moyen ethmoïdal est recouverte par le cornet supérieur.

Fig. 4. Fosse nasale droite, avec deux cornets ethmoïdaux et seulement une forte ethmoïdale; le cornet ethmoïdal moyen fait entièrement défaut.

Fig. 5. Fosse nasale droite, quatre cornets ethmoïdaux et trois fentes ethmoïdales.

Fig. 6. Fosse nasale droite, quatre cornets ethmoïdaux, le moyen est caché et se trouve dans la fente ethmoïdale inférieure ; trois fentes ethmoïdales ; l'une d'elles est cachée dans la fente ethmoïdale inférieure.

PLANCHE VI

Fig. 1. Paroi latérale d'une narine droite.
    B. Bulle ethmoïdale.
    P. Apophyse unciforme.
    H. Hiatus semilunaris.
    S. Sinus de la bulle de l'ethmoïde.
Fig. 2. Paroi latérale d'une narine droite avec les fissures ethmoïdales fendues jusqu'à la lame criblée.
    F.i. Fente ethmoïdale inférieure.
    F.e. Fente ethmoïdale supérieure.
    R. Recessus sphéno-ethmoïdal.
    O. Ostium maxillare accessorium.
Fig. 3. *Pavian*, paroi latérale de la narine gauche.
Fig. 4. Narine humaine avec cornet moyen semblable à celui des Singes.
Fig. 5 et 6. *Hylobates*, narine gauche avec deux cornets ethmoïdaux ; narine droite avec trois cornets.
Fig. 7. *Orang*, narine gauche ; la surface du cornet de l'os ethmoïde n'est pas plissée.
Fig. 8. *Chimpanzé*, narine gauche avec quatre cornets ethmoïdaux.
Fig. 9. *Gorille*, narine gauche avec deux cornets ethmoïdaux.

PLANCHE VII

Fig. 1. Embryon humain, de 27-28 jours. Gross. Obj. 2, oc. 3.
    r. Fossette olfactive ouverte.
Fig. 2. Même sujet, épithélium de la fossette olfactive ouverte (*r*), avec un grossissement plus fort; obj. 8. oc. 3.
Fig. 3. Embryon humain de 30-31 jours, fossette olfactive en forme de fente. Gross. Obj. 4, oc. 3.
Fig. 4. Embryon humain de trois mois, coupe frontale. Grossi à la loupe, détails dessinés avec l'obj. 2., oc. 2.
    J. Organe de Jacobson.
Fig. 5. Même sujet, coupe frontale pratiquée plus en arrière. Gross. comme ci-dessus.
    m. Cornet inférieur.
    s. Bourrelet ethmoïdal.
    p. Ébauche de l'apophyse unciforme.
Fig. 6. Même sujet. Grossi comme ci-dessus.
    m. Bourrelet du cornet.
s et *s'*. Deux bourrelets ethmoïdaux, entre eux se trouve la fissure ethmoïdale primaire inférieure.
Fig. 7. Même sujet, coupe passant par l'orifice du canal de Jacobson. Gross. comme ci-dessus.

Fig. 8. Embryon humain du quatrième mois. Gross. à la loupe comme ci-dessus.

    m. Cornet inférieur.
    s. Ethmoïde.
    p. Apophyse unciforme.

Fig. 9. Même sujet, coupe frontale pratiquée plus en arrière. Gross. comme ci-dessus.

    m. Cornet inférieur, présentant deux branches; au dessus de *m* ébauche de l'ethmoïde.
    p. Apophyse unciforme renfermant déjà une crête de soutien.
    kh. Formation osseuse dans la région de la capsule nasale.

Fig. 10. Même sujet, coupe frontale pratiquée encore plus loin en arrière. Gross. comme ci-dessus.

    m. Cornet inférieur présentant deux branches.
    s. Ébauche de l'ethmoïde.
    p. Apophyse unciforme.
    b. Ébauche de la bulle ethmoïdale.

Fig. 11. Embryon humain du cinquième mois, coupe frontale pratiquée en avant.

    S. Cloison nasale.
    M. Cornet inférieur.
    u. Cornet ethmoïdal inférieur.
    o. Cornet ethmoïdal supérieur.
    m. Ébauche du cornet ethmoïdal moyen.

Fig. 12. Même sujet, coupe frontale pratiquée au niveau de l'extrémité postérieure du cornet inférieur. Gross. comme ci-dessus.

    S. Cloison nasale.
    u. Cornet ethmoïdal inférieur.
    o. Cornet ethmoïdal supérieur.
    m. Ébauche du cornet ethmoïdal moyen.

PLANCHE VIII

Fig. 1. Embryon humain de cinq mois, coupe frontale à travers la région sphénoïdale. Gross. Obj. 2, oc. 3.

    k. Sphénoïde, à côté de lui la capsule cartilagineuse du nez forme l'ébauche de l'os de Bertin.

Fig. 2. Embryon de lapin de treize jours; coupe frontale. Gross. Obj. 2, oc. 3. Fossette olfactive, dans l'apophyse frontale on voit les coupes transversales de l'organe de Jacobson.

Fig. 3. Embryon de lapin de quatorze jours, coupe frontale des fosses nasales. Gross. Hartn. Obj. 2, oc. 3.

    o. Apophyse du maxillaire supérieur.
    Z. Langue.
    m. Ebauche du cornet inférieur.
    s. Ébauche de l'ethmoïde.
    n. t. Nasoturbinal.
    L. Ébauche d'un bourrelet olfactif latéral.

Fig. 4. Embryon de lapin de seize jours, coupe frontale des fosses nasales. Gross. Hartm. Obj. 2, oc. 3.

G. Palais.

S. Cloison du nez avec l'organe de Jacobson.

m. Cornet inférieur.

s. Bourrelet ethmoïdal dans lequel se dessine déjà la crête de soutien.

n. t. Nasoturbinal.

L. Ébauche d'un bourrelet olfactif latéral.

Fig. 5. Embryon de lapin de dix-sept à dix-huit jours, coupe frontale des fosses nasales. Gross. à la loupe, détails dessinés avec l'obj. 2, oc. 3.

n. t. Nasoturbinal.

L et L'. Bourrelets olfactifs latéraux.

s et s'. Bourrelets ethmoïdaux médians, entre lesquels on observe une fente ethmoïdale. Les bourrelets olfactifs médians renferment déjà du cartilage.

K. Sinus maxillaire.

Fig. 6. Embryon de lapin de vingt-un à vingt-deux jours, coupe frontale des fosses nasales. Gross. à la loupe. Détails dessinés avec obj. 2, oc. 3.

n. t. Nasoturbinal.

l et l'. Bourrelets olfactifs latéraux avec crêtes de soutien cartilagineuses.

s s et s'. Bourrelets olfactifs de la série médiane des cornets.

PLANCHE IX

Fig. 1. Narine droite paroi latérale.

M. Cornet inférieur.

T. Os lacrymal.

P. Apophyse unciforme.

a. Son apophyse maxillaire située loin en arrière.

t. Son apophyse turbinale.

B. Bulla ethmoïdalis.

FFF. Fontanelles nasales.

R. r. Rete ethmoïdale.

Fig. 2. Narine gauche, paroi latérale; les cornets inférieur et moyen ont été enlevés, pour mettre à nu la paroi externe du nez.

o. Moitié supérieure de la paroi latérale du nez.

u. Moitié inférieure de la paroi latérale du nez.

A. Paroi supérieure du nez.

B. Paroi inférieure du nez.

a. Pli du vestibule.

h. Hiatus semilunaris.

O. m. Ostium maxillare.

O. f. Ostium frontale.

c. Recessus profond de la paroi latérale du nez.

d. Sillon de la muqueuse nasale, qui conduit à l'orifice du canal lacrymal.

B. e. Bulla ethmoidalis.

g. Fossette entre le point antérieur d'insertion du cornet moyen et l'apophyse unciforme.

K. Sillon limite entre la paroi latérale du nez et le cavum pharyngo-nasal.

p. Agger nasi.

Fig. 3. Narine gauche, paroi latérale avec les orifices frontaux et maxillaires ; les cornets moyen et inférieur ont été enlevés.

A. Bords de section du cornet moyen.

P. Moitié antérieure de l'apophyse unciforme.

P¹. Moitié postérieure de l'apophyse unciforme rabattue ; l'infundibulum se trouve par cela même ouvert.

B. Bulle ethmoïdale.

O. Ostium frontale.

O. m. Ostium maxillare.

La petite perforation située entre les deux orifices dans l'infundibulum, conduit dans une cavité du rete ethmoidale.

D. Conduit naso-lacrymal.

Fig. 4. Narine droite, paroi latérale, le cornet moyen a été enlevé.

b. Grosse bulle ethmoïdale.

H. Hiatus semilunaire rétréci.

A. Agger nasi.

a. Incisure sur le cornet inférieur.

d. Petit ostium maxillaire accessoire.

Fig. 5. Charpente maxillaire droite, sinus maxillaire ouvert du côté de l'extérieur, pour mettre à nu la paroi nasale du maxillaire.

P. Face latérale de l'apophyse unciforme.

b. Cinq prolongements de cet organe, qui s'unissent au cornet inférieur ; entre ces prolongements, le cornet et le palatin présentent des lacunes.

v. Fontanelle nasale antérieure.

h. Fontanelle nasale postérieure.

P. m. Processus maxillaire de l'apophyse unciforme.

O. m. Ostium maxillare.

Fig. 6. Narine gauche, paroi latérale, le cornet moyen a été enlevé pour mettre à nu l'hiatus semilunaris.

O. m. Ostium maxillare accessorium s'unissant à l'ostium maxillare typique pour ne former qu'un seul orifice.

B. Bulla ethmoïdalis.

P. Hypertrophie polypoïde lobulée à l'extrémité postérieure du cornet inférieur.

a. Surface de section du cornet moyen.

PLANCHE X

Fig. 1. Fragment de la paroi externe de la narine gauche avec l'apophyse unciforme et la bulle ethmoïdale.

p. Apophyse unciforme.

b. Bulle ethmoïdale. Entre les deux l'hiatus semilunaris.

s. Sinus de la bulle ethmoïdale.

u u u. Bord de section du cornet ethmoïdal inférieur enlevé.

O. f. Ostium frontal à l'angle supérieur de l'hiatus semilunaris.

Fig. 2. Fragment de la paroi externe de la narine gauche avec l'apophyse unciforme et la bulle ethmoïdale.

p p p. Apophyse unciforme.

b b. Bulle ethmoïdale. Entre les deux, l'hiatus semilunaris. A la périphérie de l'apophyse unciforme, lacune des fontanelles nasales.

O. f. Ostium frontal autonome.

u u. Bord de section du cornet ethmoïdal enlevé.

s. Sinus de la bulle ethmoïdale.

Fig. 3. Fragment de la paroi externe de la narine gauche avec l'apophyse unciforme et la bulle ethmoïdale.

p p. Apophyse unciforme.

p'. Mur (Agger nasi).

b b b. Bulle ethmoïdale.

u u u. Bord de section du cornet ethmoïdal inférieur enlevé.

Les extrémités supérieures de ces deux organes s'unissent l'une à l'autre pour former une saillie en forme de coupole, et l'hiatus seminularis raccourci conduit dans la lumière de la coupole. L'ostium frontal vrai fait défaut; sa place est occupée par la grande ouverture située au-dessus de la coupole, ouverture par laquelle le sinus maxillaire s'ouvre directement dans le méat moyen.

Fig. 4. Coupe frontale pratiquée dans la région antérieure des fosses nasales, pour montrer le tubercule de la cloison.

a a. Cornets moyens.

b b. Tubercule de la cloison.

c. Extrémité inférieure de la cloison cartilagineuse, qui fait une saillie en forme de bourrelet, immédiatement au-dessus du plancher des fosses nasales, dans la narine gauche.

Fig. 5. Coupe frontale de la charpente maxillaire avec un éperon osseux fortement développé sur la cloison.

a a. Septum.

b. Éperon saillant dans la fosse nasale gauche.

La déviation et la crête de la cloison ont empêché le développement du cornet moyen gauche qui, pour cette raison, ne descend pas aussi bas et n'est pas aussi fortement développé que son congénère.

Fig. 6. Aspect des choanes chez un sujet porteur d'une forte crête de la cloison.

TT. Trompes d'Eustache.

a. Extrémité postérieure de l'hiatus semilunaire gauche.

b. Eperon de la cloison.

Fig. 7. Paroi interne de la narine droite avec une partie du cavum naso-pharyngien mis à découvert par la résection du maxillaire droit.

b. Eperon représenté dans toute son étendue.

Fig. 8. Coupe frontale dans la région postérieure des fosses nasales.

A. Toit du nez.

B. Plancher du nez.

f. Paroi interne du nez.

C. Substance spongieuse de l'apophyse alvéolaire s'élevant très haut.

a a a. Les trois méats.

b. Cornet moyen.

c. Fente olfactive.

d. Fente respiratoire.

PLANCHE XI

Fig. 1. Coupe frontale des fosses nasales au niveau de l'ostium maxillaire, moitié de coupe antérieure; la cloison est déviée et touche le cornet inférieur gauche; le cornet moyen gauche descend plus bas que le droit.

a. Fente olfactive.

b. Hiatus semilunaire.

c. Pourtour antérieur des bords de l'ostium maxillare; on voit sur cette coupe que l'ostium est situé beaucoup plus bas que l'hiatus.

d. Infundibulum.

e. Petit sinus de l'infundibulum gauche.

Fig. 2. Coupe frontale semblable, mais les orifices maxillaires sont grands et les infundibula étroits.

p. Apophyse unciforme et à côté d'elle l'hiatus

c. Moitié antérieure de l'ostium maxillare.

d. Infundibulum.

l. Lame papyracée.

Fig. 3. Coupe frontale dans la région la plus postérieure des fosses nasales; on voit la face antérieure du sphénoïde et on peut apercevoir l'espace naso-pharyngien à travers les choanes.

o. Paroi nasale supérieure.

a. Face antérieure du sphénoïde.

b. Fossette entre les plis antérieurs et postérieurs de la paroi supérieure du nez.

c. Pli postérieur de la paroi supérieure du nez.

d. Pli antérieur de la paroi supérieure du nez.

e. Récessus sphéno-ethmoïdal.

f. Ostium sphénoïdal.

t. Bourrelet de la trompe.

p. Tonsille pharyngienne.

Fig. 4. Coupe frontale passant par la région antérieure des fosses nasales d'un nouveau-né.

Fig. 5. Coupe frontale passant par la région moyenne des fosses nasales d'un nouveau-né.

Fig. 6. Coupe frontale passant par la région postérieure des fosses nasales d'un nouveau-né.

Indications pour les trois coupes :

O. Orbite.

G. Palais.

s. m. Sinus maxillaire.

2

Fig. 7. Coupe sagittale à travers le cavum naso-pharyngien d'un adulte avec hypertrophie de la tonsille pharyngienne, moitié droite.

Fig. 8. Moitié gauche de la même préparation, avec tonsille pharyngienne repliée, on voit comment du côté de la tumeur le bourrelet de la trompe a été repoussée dans l'orifice pharyngien.

PLANCHE XII

Fig. 1. Coupe transversale à travers la muqueuse du cornet d'un supplicié. Gross. obj. 4, oc. 3.

    E. Epithélium.

    b. Zone homogène large séparant la muqueuse de l'épithélium.

    S. Stroma de la muqueuse avec glandes.

    s. Couches sous-épithéliales avec infiltration adénoïde.

  v v v. Veines du tissu érectile.

Fig. 2. Coupe transversale à travers la muqueuse correspondant à la fontanelle nasale postérieure. Gross. Hartn. Obj. 4, oc. 3.

    N. Face nasale.

    M. Face du sinus maxillaire.

    S. Stroma de la muqueuse avec glandes et veines (*v*).

  e et *e'.* Épithélium des muqueuses du nez et du sinus maxillaire.

Fig. 3. Coupe à travers la muqueuse du cornet ethmoïdal inférieur. Gross. Obj. 2, oc. 2.

  m m m. Revêtement de la face convexe du cornet.

  m' m' m'. Revêtement de la face concave du cornet (sinus).

Fig. 4. Coupe transversale à travers la muqueuse nasale (cornet inférieur) d'un supplicié ; partie superficielle de la muqueuse. Gross. obj. 8, oc. 4.

    E. Épithélium vibratile.

    S. Couche sous-épithéliale avec cellules rondes.

Fig. 5. Muqueuse nasale avec quelques acini glandulaires. Gross. obj. 8, oc. 4.

Fig. 6. Coupe transversale de la muqueuse olfactive au niveau d'un nerf olfactif dont la gaine est injectée. Gross. Obj. 4, oc. 2. La masse de l'injection a pénétré dans les fentes conjonctives (*bbb*) par suite de la rupture de la gaine.

    n. Nerf dont le tissu conjonctif est injecté.

    s. Gaine.

Fig. 7. Cellules épithéliales et olfactives, ces dernières sont munies de cils. D'après G. v. Brunn.

Fig. 8. Passage des fibrilles olfactives dans les cellules olfactives (préparation suivant la méthode de Golgi) ; d'après A. v. Brunn.

PLANCHE XIII

Fig. 1. Paroi latérale d'une narine droite avec ses artères.

    A. Artère nasale postérieure.

    B. Rameau de cette artère pour le cornet inférieur ; ce vaisseau se divise à l'extrémité postérieure du cornet en trois branches, qui se portent en avant, le long des bords supérieurs et inférieurs du cornet, en suivant sa région moyenne; elles cheminent en certains points dans des sillons osseux.

C. Artère nasopalatine avec le rameau pour le cornet ethmoïdal supérieur.

e et g. Rameaux de l'artère ethmoïdale antérieure.

f. Union de l'artère nasale postérieure avec l'artère ethmoïdale postérieure.

a et b. Rameaux de l'artère nasale postérieure pour le méat inférieur.

D. Rameaux de l'artère nasale postérieure dans le vestibule nasal; ils s'anastomosent avec des branches de l'artère maxillaire externe.

c c c. Rameau de l'artère nasale postérieure pour le cornet ethmoïdal inférieur.

dd. Rameau de l'artère nasopalatine pour le cornet supérieur.

On voit à côté des rameaux principaux de l'artère sphéno-palatine les veines satellites.

Fig. 2. Côté gauche de la cloison.

A A. Les deux artères de la cloison avec leurs veines satellites.

B. Artères de la cloison.

a et b. Rameaux de la cloison de l'artère ethmoïdale antérieure.

c et d. Rameaux de la cloison de l'artère ethmoïdale postérieure.

e. Anastomose d'une veine nasopalatine avec les veines du palais.

Fig. 3. Nez extérieur (moitié droite) avec le plexus veineux au niveau de l'ouverture pyriforme et sur la charpente cartilagineuse du nez.

a. Fragment du plexus veineux entre le cartilage triangulaire et l'aile du nez.

a'. Veines; le plexus qui leur fait suite n'a pas été représenté.

b. Sinus sur les bords de l'orifice nasal; il reçoit plusieurs rameaux qui viennent de la muqueuse du nez et s'ouvre dans le plexus du nez extérieur.

A. Cloison nasale.

c. Veines de la partie inférieure de la cloison.

d. Canaux d'écoulement du plexus qui s'ouvrent dans les veines externes profondes du nez.

e e. Veines externes profondes du nez.

Fig. 4. Paroi latérale de la narine droite avec les canaux veineux postérieurs d'écoulement.

a. Veines du cornet inférieur.

b. Veines du cornet moyen.

c. Veines du cornet supérieur.

d. Troncs veineux horizontaux du méat inférieur.

Fig. 5. Préparation par corrosion du corps caverneux du cornet.

a a. Couche corticale.

b. Couches profondes du corps caverneux.

Fig. 6. Coupe oblique à travers le tissu caverneux injecté du cornet inférieur, pour montrer les riches anastomoses des lacunes Hartn. Obj. 4, oc. 2.

a a. Couche superficielle-sous-épithéliale du réseau.

Fig. 7. Tissu érectile du cornet inférieur après l'ablation de la couche muqueuse superficielle ; les lacunes sont ombrées, les travées représentées en clair.

Fig. 8. Coupe transversale à travers la muqueuse du cornet inférieur (extrémité postérieure): Hartn. Obj. 4, c. 2. Les vaisseaux des glandes ont été dessinés avec l'obj. 7.

a. Couche sous-épithéliale avec le réseau cortical.

b. Partie lacunaire du corps caverneux, avec les artères qui montent vers la couche sous-hépithéliale.

Fig. 9. Muqueuse du cornet inférieur avec anses capillaires ; les veines sont foncées; obj. 7, oc. 2.

PLANCHE XIV

Fig. 1. Cerveau de la loutre ; face interne de l'hémisphère droit ; d'après Broca.

O. Lobe olfactif.

P. Lobe pariétal.

f.sf. Scissure subfrontale.

f.sp. Scissure subpariétale.

S.l. Scissure limbique.

C.C' C". Lobe du corps calleux.

H. Lobe de l'hippocampe.

f.rl. Pli de passage rétrolimbique.

Fig. 2. Cerveau du Porc, hémisphère gauche, face concave; d'après Broca.

o. Lobe olfactif.

R. Scissure de Rolando.

SS. Scissure de Sylvius.

LL' L". Sillon limbique.

LL'. Scissure rhinale des auteurs.

Fig. 3. Cerveau du *Cynocephalus papion*, face interne de l'hémisphère droit; d'après Broca.

CC' C". Circonvolution du corps calleux.

HH'. Circonvolution de l'hippocampe.

S.f. Sillon subfrontal (*S.* calloso-marginal).

S.p. Sillon subpariétal.

L. Sillon limbique.

K. Sillon de l'éperon.

O. Sillon pariéto-occipital.

T. Lobe temporal.

Fig. 4. Cerveau du Porc-épic, face basale de l'hémisphère droit.

O. Bulbe olfactif.

a. Racine olfactive externe.

s. Stries olfactives.

i. Racine olfactive interne.

llll. Sillon limbique.

J. Passage du lobe orbitaire dans la paroi interne de l'hémisphère.
Lp. Lame perforée antérieure.
b. Partie temporale du faisceau olfactif.
Op. Nerf optique.
T. Tubercule cendré et corps mamillaire.
st. Pédoncule cérébral.
P. Pont.
M. Moelle allongée.
Kl. Cervelet.

Fig. 5. Cerveau de l'Homme, lobe orbitaire du côté gauche avec le lobe olfactif, la fossette de Sylvius a été ouverte.
BB. Corps calleux.
Op. Nerf optique.
st. Pedoncule du cerveau.
J. Insula.
N. Uncus.
L.t. Lobe temporal.
FF. Lobe frontal.
a. Racine olfactive externe.
i. Racine olfactive interne; on trouve, entre les deux quelques faisceaux de la racine moyenne, qui croisent le trigone olfactif (place de la circonvolution frontale inférieure entre *a* et *i*).
** Racine supérieure grise (frontale); la racine olfactive externe traverse le pôle atrophié de l'insula, qui est nettement séparé de la lame perforée.
bb. Partie temporale du faisceau olfactif.
r. Région où Broca place les stries d'origine de la racine olfactive supérieure.

Fig. 6. Cerveau de l'homme, lobe orbitaire du côté gauche.
J. Insula.
P. Lobe pariétal.
S. Sillon olfactif.
O. Segment postérieur du tractus olfactif.
m. Branche interne du sillon olfactif.
l. Branche latérale du sillon olfactif.
t. o. Tubercule olfactif.
* Région dans laquelle rayonne la racine olfactive supérieure; d'après Broca.

Fig. 7. Cerveau de l'homme; lobe orbitaire du côté gauche.
J. Insula.
r r. Sillon antérieur de Reil.
P. Lobe pariétal.
O. Tronçon du sillon olfactif.
m. Branche médiane du sillon olfactif.
ll. Branche latérale du sillon olfactif, très allongée.

Fig. 8. Cerveau de l'homme, lobe orbitaire du côté gauche.
J. J. Insula.
F. Lobe frontal.

t.o. Tubercule olfactif.

rrr. Sillon de Reil.

m. Branche médiane du sillon olfactif.

l. Branche latérale du sillon olfactif ; il traverse la circonvolution frontale inférieure dans toute son étendue et s'unit au sillon de Reil.

t o. Soudé avec *J*, pour former un seul lobe.

Fig. 9. Lobe orbitaire d'un embryon de six mois, hémisphère gauche.

S. v. Sillon olfactif.

F. Tractus olfactif, tronçon.

Op. Nerf optique.

O. Opercule.

L. t. Lobe temporal enlevé.

L. p. Lame perforée antérieure.

R. Sillon de Reil.

i i i. Insula.

G. t. i. Sillon transverse de l'insula.

Fig. 10. Cerveau du Cochon, face interne de l'hémisphère gauche.

C. c. Corps calleux,

C. a. Commissure antérieure.

O. Lobe olfactif.

L. p. Lame perforée antérieure.

P. Processus olfactorius du fornix.

r r. Faisceau olfactif propre.

b b. Partie temporale du faisceau olfactif.

Fig. 11. Cerveau du Phalangista vulpina, face interne de l'hémisphère gauche.

O. Lobe olfactif.

C. a. Commissure antérieure.

C. c. Corps calleux rudimentaire.

F. Fornix.

F. d. Fascia dentata.

L. p. Lame perforée antérieure.

P. Processus olfactif du fornix.

r. Faisceau olfactif proprement dit.

h. Sa partie temporale.

l. l. Arc marginal externe avec son passage dans le lobe olfactif.

PLANCHE XV

Fig. 1. Cerveau de la Souris, hémisphère gauche, coupe sagittale près du plan médian. Gross. obj. 4, oc. 2.

O. Lobe olfactif.

A. Corne d'Ammon.

C. C. Corps calleux.

C. a. Commissure antérieure.

F. Fornix.

F. Processus olfactorius du fornix.

F. h. Son faisceau de l'hippocampe.

Fig. 2. Cerveau de la Souris, coupe frontale, juste en avant de la commissure antérieure. Gross. Obj. 2, oc. 3.

BB. Corps calleux, à la surface ; les faisceaux médullaires de l'arc marginal externe, sont rencontrés transversalement.

C. st. Corps strié.

C. st'. Parties du corps strié qui sont divisées par des masses médullaires et qui passent dans la lame perforée antérieure.

L. p. Lame perforée antérieure.

C. a. Commissure antérieure.

r. Processus olfactorius du fornix.

R. Stries olfactives.

Fig. 3. Cerveau du Lapin, coupe sagittale. Gross. obj. 2, oc. 3.

BB. Corps calleux.

C. Stries du cingulum.

u. Noyau de la cloison.

r r. Partie olfactive du processus olfactif du fornix.

r' r'. Partie hippocampique du processus olfactif du fornix.

C. a. Commissure antérieure.

Op. Nerf optique.

O. Lobe olfactif.

L.p. Lame perforée antérieure.

Fig. 4. Cerveau de la Souris, hémisphère gauche, coupe sagittale. Gross. obj. 2, oc. 2.

O. Lobe olfactif.

A. Corne d'Ammon.

F.h. Faisceau de l'hippocampe.

C. Commissure antérieure.

f. Fornix.

m. Corps mamillaire.

a a a. Stries médullaires de l'arc marginal externe, situé au dessus du corps calleux.

a'. Faisceaux de cet organe, qui s'unissent à la partie hippocampique du processus du fornix.

Fig. 5. Cerveau de la Souris, coupe frontale à travers le forceps antérieur. Gross. Hartn. Obj. 2, oc. 3.

B. Corps calleux.

C. st. Corps strié.

C. a. Commissure antérieure.

m. Faisceaux médullaires entre la lame perforée antérieure et le corps strié.

a. Stries du cingulum.

a'. Leur point de jonction avec le processus olfactorius du fornix.

Fig. 6. Cerveau de la Souris, coupe sagittale. Gross. Hartn. Obj. 2, oc. 3.

O. Lobe olfactif.

L. p. Lame perforée antérieure.

F. Fornix.

C. a. Commissure antérieure.

a a a. Faisceaux médullaires de l'arc marginal externe, qui rayonnent dans les lobes olfactifs.

Fig. 7. Cerveau de la Souris. coupe sagittale; Gross. Obj. 4, oc. 2.

    O. Lobe olfactif.

    a. Partie médullaire de l'arc marginal externe.

    B. Corps calleux.

    F. Fornix.

C. a. Commissure antérieure.

L. p. Lame perforée antérieure.

    f. Stries médullaires du lobe olfactif pénétrant dans les hémisphères.

Fig. 8. Cerveau de la Souris. Coupe sagittale passant par la région où la commissure antérieure se recourbe dans les lobes olfactifs; Gross. Obj. 4, oc. 2.

    O. Lobe olfactif.

    A. Corne d'Ammon.

    b. Corps calleux.

O p. Nerf optique.

L. p. Lame perforée antérieure.

    b'. Faisceaux de la commissure antérieure pénétrant dans la partie périphérique du corps strié vers le haut.

    C. Commissure antérieure avec ses stries dans le lobe olfactif.

    m. Stries médullaires du lobe olfactif, traversant la partie interne de la lame perforée.

Fig. 9. Cerveau de la Souris. Coupe sagittale; Gross. Obj. 4, oc. 2.

    O. Lobe olfactif.

    A. Corne d'Ammon.

    bb. Corps calleux.

C. a. Commissure antérieure.

    b'. Comme dans la fig. 8.

Op. Nerf optique.

    m. Comme dans la fig. 8.

PLANCHE XVI

Fig. 1. Cerveau de la Souris, coupe horizontale correspondant à la commissure antérieure; Gross. Obj. 2, oc. 3.

    p. o. Partie olfactive du proceessus olfactif du fornix.

    p. t. Partie hippocampique du processus olfactif du fornix.

    L. Lobe olfactif.

    C. Corps strié.

Fig. 2. Cerveau d'un Cobaye, coupe sagittale; Gross. Hartn. Obj. 2, oc. 3.

En *L. m.* Union des faisceaux de la lame perforée antérieure ou trajet du pédoncule.

    O. Nerf optique.

    P. Pédoncule cérébral.

L. m. Lame perforée antérieure, avec faisceaux médullaires, qui s'unissent au pédoncule du cerveau.

C. a. Commissure antérieure.

m. Stries médulaires de la région de la lame perforée vers le pédoncule cérébral.

Fig. 3. Cerveau du Hérisson, coupe oblique à travers le lobe olfactif : la lame perforée et la partie hippocampique de l'apophyse olfactive du fornix ; Gross. Obj. 2, oc. 2.

m. Face interne du cerveau.

l. Face latérale du cerveau.

L. Lobe olfactif.

L. p. Lame perforée antérieure.

L. h. Pointe du lobe de l'hippocampe (uncus).

O. Nerf optique.

T. Tuber cinereum.

C. m. Corps mamillaire.

f. Partie hippocampique de l'apophyse olfactive du fornix.

f'. Faisceaux de cet organe allant au corps mamillaire et au tuber cinereum.

Fig. 4. Cerveau de la Souris, coupe horizontale à travers la lame perforée, au-dessous du lobe olfactif ; Gross. Hartn. Obj. 2, oc. 2.

M. Couche médullaire (strie olfactive du nerf olfactif).

L. p. a. Lame perforée antérieure.

O. Nerf optique.

T. Tuber cinereum

C. m. Corps mamillaire.

F. Piliers descendants de la voûte.

m. Stries de la partie hippocampique du processus olfactif du fornix, qui s'accolent latéralement aux faisceaux médullaires de la lame perforée.

Fig. 5. Fosse nasale de l'Homme, moitié droite du septum (*S*) détaché sur tout son pourtour, à l'exception du bord supérieur et relevé en haut ; la figure sombre représente la distribution de l'épithélium olfactif ; d'après A. v. BRUNN.

Fig. 6. Schéma des nerfs sensitifs de la paroi latérale du nez ; en partie d'après Fr. ARNOLD.

h. Nerfs nasaux postérieurs.

v. Nerfs nasaux antérieurs.

Fig. 7. Nerfs sensibles de la cloison ; d'après Fr. MERKEL.

e. Nerf ethmoïdal.

n. Nerf nasopalatin.

PLANCHE XVII

Fig. 1. Paroi latérale de la fosse nasale droite ; le cornet moyen a été enlevé.

bb. Bord de section du cornet moyen.

a. Polype sur l'apophyse unciforme.

Fig. 2. Paroi latérale de la fosse nasale gauche.

M. Le reste du cornet moyen enlevé en grande partie.

p. Polype sur l'apophyse unciforme.

C. Lobe de ce polype qui se prolonge jusqu'à la paroi externe.

Fig. 3.   Paroi latérale d'une fosse nasale gauche, avec un polype sortant du méat moyen.

a. Cornet moyen.

O. Ostium maxillare accessorium.

Fig. 4.   Même préparation, le cornet moyen est relevé vers le haut : Le polype naît sur l'apophyse unciforme et se continue sur la muqueuse de la paroi externe. On trouve dans cette région l'ostium maxillare accessorium.

A. Cornet ethmoïdal inférieur.

I. Infundibulum élargi.

PLANCHE XVIII

Fig. 1.   Paroi latérale de la fosse nasale droite hypertrophiée.

b. Bulle ethmoïdale fortement grossie.

p. Polype sur la bulle.

e. Pont de muqueuse pathologique fermant la partie antérieure de l'hiatus semilunaris.

Fig. 2.   Paroi latérale de la fosse nasale droite, avec plusieurs petits polypes à pédicules grêles sur le cornet moyen et sur l'apophyse unciforme.

Fig. 3.   Paroi latérale de la fosse nasale gauche avec hypertrophie de la muqueuse du cornet moyen.

a. Petits polypes dans la fente ethmoïdale inférieure.

Fig. 4.   Paroi latérale de la fosse nasale droite avec deux gros polypes.

b. Infundibulum.

c. Kyste de la muqueuse.

a. Ostium maxillaire accessoire.

PLANCHE XIX

Fig. 1.   Paroi latérale d'une fosse nasale droite, avec polypes dans les méats moyen et supérieur, ainsi que sur le cornet ethmoïdal inférieur.

Fig. 2.   Même préparation, le cornet moyen étant relevé.

Légende pour les deux figures :

A. Cornet moyen.

b. Polype du cornet moyen.

c. Polypes dans la fente ethmoïdale inférieure.

J. Infundibulum dilaté. En avant de l'infundibulum, ainsi que sur son bord inférieur, on trouve deux polypes. Muqueuse du cornet inférieur hypertrophiée.

Fig. 3.   Paroi latérale de la fosse nasale droite avec cinq polypes dans le méat moyen.

Fig. 4.   Même préparation, le cornet moyen étant relevé.

— 25 —

Légende pour les deux figures :

A. Cornet moyen.

a. Hypertrophie en forme de mamelon, de la paroi latérale du nez.

b. et *c.* Polypes sur la face externe du cornet moyen.

d. Tumeur de la bulle ethmoïdale.

e. Tumeur de l'apophyse unciforme.

PLANCHE XX

Fig. 1. Fosse nasale gauche, paroi latérale, polypes (*p*) dans les méats moyens et supérieurs.

p'. Hypertrophie de l'extrémité antérieure du cornet moyen.

Fig. 2. Fosse nasale gauche, paroi latérale, avec un gros polype (*P*) dans l'infundibulum, et un autre (*p*) sur la bulle ethmoïdale.

b. Recessus de la paroi latérale, avec un ostium maxillaire accessoire.

Fig. 3. Fosse nasale droite, paroi latérale, hypertrophie des extrémités postérieures des cornets et de l'extrémité antérieure du cornet moyen, et tumeurs lobulées (*p*) du sillon nasal postérieur.

Fig. 4. Fosse nasale droite, paroi latérale ; plusieurs polypes, l'un d'eux siège sur un sillon accessoire du cornet moyen.

aa'. Épaississements sur les extrémités du cornet moyen.

f. Sillon accessoire du cornet moyen.

p. Polype du méat supérieur.

p'. Polype du méat moyen.

PLANCHE XXI

Fig. 1. Paroi latérale de la fosse nasale gauche, avec un papillome sur le cornet inférieur.

Fig. 2. Paroi latérale de la fosse nasale gauche, avec tumeurs sur la paroi latérale du méat moyen et hypertrophie du cornet inférieur. Cornet moyen atrophié ; la muqueuse du cornet inférieur est atrophiée par places.

Fig. 3. Paroi latérale d'une fosse nasale gauche, cornet atrophié ; hypertrophies polypoïdes sur les lèvres de l'hiatus semilunaris.

Fig. 4. Paroi latérale d'une fosse nasale droite, polype de l'infundibulum.

a. Ostium maxillare accessorium, à travers lequel un polype de l'autre maxillaire a pénétré dans le nez.

PLANCHE XXII

Fig. 1. Coupe frontale à travers la charpente du maxillaire supérieur. Hypertrophie de la muqueuse sur les bords libres des cornets moyens, et polype du côté gauche sur la lèvre de l'hiatus semilunaris.

a. Bords du cornet moyen hypertrophiés et accolés au septum.

p. Polypes sur la lèvre supérieure de l'hiatus.

Fig. 2. Paroi latérale d'une fosse nasale droite, avec une tumeur en forme de mamelon (a) sur la paroi externe.

Fig. 3. Aspect des choanes chez un sujet présentant des hypertrophies polypoïdes (p) de la cloison.

Fig. 4. Paroi latérale d'une fosse nasale gauche.

a. Polype dans la fente de la bulle ethmoïdale.

b. Polype sur la lèvre inférieure de l'hiatus.

c. Polype ayant pénétré dans le sinus sphénoïdal, à travers l'ostium sphénoïdal.

d. Sillon lacrymal.

Fig. 5. Paroi latérale d'une fosse nasale gauche, avec dégénérescence polypoïde du revêtement de la muqueuse du cornet inférieur.

PLANCHE XXIII

Fig. 1. Paroi latérale d'une fosse nasale gauche, avec hypertrophie de la muqueuse.

a. Incisure du cornet.

b. Tumeur lobulée sur le bord de l'incisure.

c. Tumeur isolée, petite, verruqueuse, du cornet inférieur.

Fig. 2. Paroi latérale d'une fosse nasale droite, ratatinée à la suite de l'atrophie.

Fig. 3. Cornets atrophiés.

Fig. 4. Ouverture pyriforme, avec synéchie osseuse (s) entre le cornet moyen et la cloison.

a Épaississement du septum.

Fig. 5. Coupe frontale de la charpente maxillaire, avec synéchies (b et c) et énorme dilatation de l'hiatus semilunaris.

PLANCHE XXIV

Fig. 1 et 2. Coupe frontale à travers une charpente maxillaire, avec synéchies et lacunes du sinus maxillaire gauche; 1, segment antérieur; 2, segment postérieur.

Fig. 1. Segment antérieur.

a. Paroi inférieure du nez asymétrique.

C. Substance spongieuse.

b. Bouchon de tissu conjonctif; les deux à la place du sinus maxillaire.

d. Cornet inférieur.

e. Crête de la cloison.

f. et g. Méat inférieur divisé par des synéchies, entre le cornet inférieur et le plancher du nez.

h. Méat moyen, descendant profondément.

i. Synéchie entre le cornet moyen et le septum.

m. Synéchie entre le cornet moyen et la paroi externe du nez.

n. Ostium maxillare.

o. Cellules ethmoïdales.

t. Orifice du conduit lacrymal.

Fig. 2. Segment postérieur.

p. Choane droite normale.

k. Narine gauche divisée en plusieurs parties, ainsi que les choanes.

o. Eperon du septum.

f. et *g*. Partie du méat inférieur.

h. Coupe transversale du cornet moyen.

l. Soudure entre le cornet et la cloison, dans la région de la fente olfactive.

Fig. 3. Aspect des choanes dans la même préparation.

a. Cloison.

b. Trompe d'Eustache.

L. Bourrelet du releveur.

c. La choane normale.

d. La choane divisée en trois parties.

e. Éperon de la cloison.

f. Cornet inférieur.

Fig. 4. Cloison du nez avec perforation.

Fig. 5. Partie cartilagineuse de la cloison du nez, vue du côté droit. Perforation du cartilage (partie ombrée) et muqueuse à droite, tandis que la muqueuse est encore conservée du côté gauche de la cloison.

PLANCHE XXV

Fig. 1. Coupe frontale à travers la charpente maxillaire, dont un des sinus est rétréci par la substance spongieuse (*a*) qui monte trop haut.

Fig. 2. Coupe frontale d'une charpente maxillaire, avec sinus spacieux s'étendant très loin dans la voûte palatine.

a. Prolongement palatin.

b. Crête osseuse.

c. Bourrelet du canal infraorbitaire.

d. Prolongement infraorbitaire.

e. Prolongement zygomatique.

Fig. 3. Charpente maxillaire avec un sinus maxillaire large, et se prolongeant très loin dans l'apophyse alvéolaire (*a*). De l'autre côté, la substance spongieuse s'élève très haut (*B*).

Fig. 4. Maxillaire droit ouvert du côté externe. Le sinus maxillaire s'étend très loin dans le palais et dans l'apophyse alvéolaire.

aaa. Prolongement alvéolaire et palatin .

c. Crête osseuse divisant le prolongement.

b. Saillies des alvéoles dentaires.

d. Prolongement infraorbitaire.

Fig. 5. Maxillaire droit ouvert du côté de l'extérieur. La cellule de l'apophyse orbitaire de l'os palatin (*a*) est engagée dans le sinus maxillaire.

PLANCHE XXVI

Fig. 1 et 2. Coupe frontale traversant le sinus maxillaire. Fig. 1, segment antérieur. Fig. 2, segment postérieur. Le sinus maxillaire droit (*a*) est large, le gauche (*b*) est rétréci par suite de la dépression de la paroi faciale du maxillaire (*c*). L'asymétrie du squelette facial ainsi produite se voit clairement sur paroi faciale du segment antérieur.

Fig. 3. Coupe frontale à travers la charpente maxillaire avec atrophie des sinus maxillaires, par suite de l'excavation trop forte des parois latérales du nez.

    a. Fosses nasales.
    b b. Sinus maxillaires atrophiés.
    c c. Parois externes du nez excavées.
    d. nerf infraorbitaire qu'atteint un des prolongements.

Fig. 4. Coupe frontale à travers la charpente maxillaire avec atrophie du sinus maxillaire droit, par suite de l'excavation de la paroi externe du nez (*a*) et de l'épaississement de la paroi du sinus maxillaire (*b*).

    C. Sinus maxillaire.

PLANCHE XXVII

Fig. 1. Antres d'Highmore ouverts par une coupe sagittale latérale. Sténose produite par une saillie considérable vers l'extérieur de la paroi latérale du nez (*a*).

Fig. 2. Coupe frontale à travers une charpente maxillaire, avec atrophie *congénitale* du sinus maxillaire gauche. Il présente un petit prolongement à côté du canal infraorbitaire. Sinus maxillaire droit spacieux.

    S. Sinus maxillaire.
    J. Canal infraorbitaire.

Fig. 3. Coupe frontale à travers la charpente maxillaire.

Sinus gauche.

    a. Entrée du prolongement infraorbitaire.
    b. Large lamelle osseuse, par laquelle le sinus est incomplètement divisé en deux chambres.

Sinus droit.

    d. Entrée du prolongement infraorbitaire.
    c. Plis de la muqueuse au niveau du bord supérieur de l'entrée.
    e. Grand pli de la muqueuse.
    f. Eperon du septum.

Fig. 4. Coupe frontale à travers une charpente maxillaire. Le sinus maxillaire gauche est complètement divisé en une cavité supérieure (*o*) et une cavité inférieure (*u*) par une lame osseuse presque horizontale.

    a. Orifice dans la fente ethmoïdale inférieure.

Fig. 5. Sinus maxillaire gauche ouvert du côté externe. Le sinus est divisé par une plaque osseuse presque verticale (*S. S*) en une cavité antérieure et une cavité postérieure. L'antérieure s'ouvre en *O* dans l'infundibulum, la postérieure en *O'* dans le méat supérieur.

PLANCHE XXVIII.

Fig. 1-6. Plancher du sinus maxillaire gauche pour montrer les diverses dispositions des saillies alvéolaires.

Fig. 1. Plancher profondément situé.

b. Saillie de la deuxième buccale.

m. Saillie de la racine labiale antérieure de la deuxième molaire.

m². Saillie de la racine palatine de la première molaire.

m'. Saillie de la racine postérieure de la joue de la première molaire.

m². Saillie de la racine postérieure de la joue de la deuxième molaire.

m⁴. Saillie de la racine postérieure de la joue de la deuxième molaire.

Fig. 2. Plancher profondément situé.

b². Saillie de la seconde buccale.

m. Saillie de la racine antérieure de la joue de la première molaire.

m'. Saillie de la racine postérieure de la joue de la première molaire.

m². Saillie de la racine palatine de la première molaire.

m². Gros bourrelet pour les trois racines de la deuxième molaire. Déhiscence de la coupole de la saillie (m') du côté de la troisième molaire.

Fig. 3. Plancher profondément situé.

m². Fosse en avant du bourrelet avec lacunes sur les saillies alvéolaires de la racine palatine de la première molaire.

m². Bourrelet transversal creux pour toutes les racines de la deuxième molaire.

Fig. 4. Cas semblable.

g². Fosse antérieure.

g². Fosse postérieure.

m². Bourrelet transversal creux.

Fig. 5. Plancher élevé. Limité aux molaires. Entre la seconde buccale (b²) et la première molaire (m') on observe un bourrelet transversal aplati pour les racines de cette dernière dent.

Fig. 6. Coupe frontale à travers le sinus maxillaire gauche avec plusieurs saillies provenant des alvéoles des molaires.

Fig. 7. Mouton. Coupe frontale du sinus maxillaire droit.

S. Septum.

l. i. Cornet inférieur.

n. t. Nasoturbinal.

S. m. Sinus maxillaire.

m. Alvéole de la molaire qui rétrécit notablement le sinus.

Fig. 8. Muqueuse du sinus maxillaire d'un homme. Gross. Hartn. Obj. 4, oc. 3.

E. Épithélium.

D. Glandes.

P. Couches périostiques de la muqueuse.

Fig. 9. *Idem :* en un point où les glandes descendent jusque dans la profondeur de la couche périostique. Gross. Hartn. Obj. 4, oc. 3.

E. Épithélium.

P. Couche périostique.

D. D. Amas glandulaires.

Fig. 10. *Idem :* en un point dépourvu de glandes. Gross. Hartn. Obj. 4, oc. 3.

    E. Épithélium.
    P. Couche périostique.
    GG. Vaisseaux.

Fig. 11. Muqueuse du sinus maxillaire de l'Homme, partie superficielle avec épithélium. Gross. Hartn. Obj. 8, oc. 4.

    E. Epithélium vibratile.
    S. Couche sous-épithéliale.

PLANCHE XXIX

Fig. 1. Maxillaire supérieur gauche. La paroi nasale gauche a été enlevée pour mettre à nu le sinus maxillaire avec ses sillons vasculaires et nerveux.

    J. Bourrelet infra-orbitaire.
    a. Canal dentaire antérieur.
    b. Canal dentaire moyen.
    c. Canal dentaire postérieur.

Les sillons sont en certains points transformés en canaux.

Fig. 2. Maxillaire supérieur gauche; sinus maxillaire ouvert par l'extérieur.

    O. m. Petit ostium maxillaire.
    O.m.a. Ostium maxillaire accessoire.

Fig. 3. *Idem :*

    O. m. Ostium maxillaire allongé en forme de fente.

Fig. 4. Maxillaire supérieur droit. Sinus maxillaire ouvert par l'extérieur.

    O. m. Ostium maxillaire divisé en deux lacunes par un pli de la muqueuse (*a*).

Fig. 5. *Idem :*

    O. m. Grand ostium maxillaire.
    O. m. a. Ostium maxillaire accessoire.
    p. Apophyse unciforme.

PLANCHE XXX

Fig. 1. Maxillaire supérieur droit et palatin du Chien avec sinus maxillaire en forme de niche.

    g. Palatin.
    M. Cornet inférieur.

Fig. 2. Même préparation avec les os frontaux et ethmoïdaux.

    M. Os frontal.
    S. Ethmoïde.
    p. m. Son processus maxillaire.
    S. m. Sinus maxillaire.

Fig. 3. *Orang.* Coupe frontale à travers la charpente maxillaire, moitié antérieure.

S. m. Sinus maxillaire.

H. Cavité de l'ethmoïde remplaçant les cellules ethmoïdales et formant avec le sinus maxillaire une seule cavité.

Fig. 4. *Idem :* moitié postérieure.

K. Sinus maxillaire.

A. Alvéole de la troisième molaire qui n'a pas encore percé.

L. Cavité de l'ethmoïde communiquant avec le sinus maxillaire et avec le sinus sphénoïdal par un large orifice.

O. sph. Paroi antérieure du sphénoïde avec l'ostium sphénoïdal.

Fig. 5. *Mycetes niger*, narine gauche, paroi latérale.

m. Cornet inférieur.

s. Cavité de l'ethmoïde.

n. Nasoturbunal.

S. s. Sinus sphénoïdal.

O. Orifice conduisant du sinus sphénoïdal dans le sinus maxillaire.

Fig. 6. Paroi postérieure du sinus maxillaire droit, avec formation d'ostéophytes.

z. Apophyse dentaire.

v. Bord de section antérieur.

h. Bord de section postérieur.

Fig. 7. Paroi postérieure du sinus maxillaire gauche, de la même charpente maxillaire.

z. Apophyse dentaire.

v. Cavité antérieure du sinus.

h. Cavité postérieure du sinus.

s. Septum.

k. Lame osseuse de néoformation.

f. Fistule d'une alvéole dentaire perforée.

z. Apophyse dentaire.

PLANCHE XXXI

Fig. 1. Coupe frontale à travers la charpente maxillaire, segment antérieur.

a. Kyste osseux.

b. Revêtement du kyste.

c. Sa cavité.

Fig. 2. Coupe frontale à travers une charpente maxillaire avec kystes, segment antérieur.

a. Grand kyste maxillaire.

b. Un second kyste plus petit, dans lequel la pointe d'une dent fait saillie en (*c*).

d. Plancher du nez asymétrique par suite du kyste.

e. Bourrelet du canal infraorbitaire.

f. Prolongement infraorbitaire.

g. Prolongement zygomatique.

Fig. 3. Coupe frontale du sinus maxillaire gauche avec kyste.

A. Processus frontal.

3

B. Palatin.

    a. Alvéole de la deuxième prémolaire.

    b. Kyste.

Fig. 4. Coupe horizontale des fosses nasales et de la région maxillaire supérieure gauche.

    A. Sinus maxillaire.

    B. Os molaire.

    C. Sphénoïde.

    D. Vomer.

    E. Kyste maxillaire.

    F. Perforation conduisant dans la cavité du kyste.

Fig. 5. Coupe sagittale passant par la tumeur antérieure du maxillaire.

    A. Antre d'Highmore.

    B. Couche d'ostéophytes sur la face interne du kyste du maxillaire.

Fig. 6. Charpente maxillaire droite avec grandes lacunes du maxillaire supérieur et lame osseuse divisant l'un des sinus maxillaires en deux étages.

    A. Alvéole de la première prémolaire avec perforation de la coupole.

    B. Lame osseuse visible par suite de la perforation. On voit la dernière molaire mal formée.

Fig. 7. Maxillaire supérieur gauche avec tumeur osseuse partant de l'apophyse dentaire et faisant saillie dans le sinus maxillaire. Une saillie formée par du tissu conjonctif part de la gencive et pénètre dans un canal de la tumeur (*f*).

PLANCHE XXXII

Fig. 1. L'antre d'Highmore du côté droit est ouvert par le côté externe : saillie en forme de bourrelet d'une alvéole dentaire.

    a. Ostéome siégeant sur la saillie.

Fig. 2. Coupe frontale de la charpente maxillaire, segment antérieur.

    A. Os molaire.

    B. Fibrome.

    C. L'antre d'Highmore gauche est rétréci en forme de fente par la tumeur.

Fig. 3. Coupe frontale de la charpente maxillaire, segment antérieur. Dans le sinus maxillaire droit on trouve un gros polype (*a*).

    b. Bourrelet du canal infraorbitaire.

    c. Prolongement infraorbitaire.

    d. Prolongement de l'os zygomatique.

Fig. 4. Coupe frontale à travers la charpente maxillaire, segment antérieur.

    a. Tumeur muqueuse du sinus droit, tendue comme un pont.

Fig. 5. Maxillaire supérieur droit, sinus ouvert par l'extérieur.

    a. Polype.

    b. Ostium maxillaire accessoire démesurément grand.

Fig. 6. Coupe frontale de la charpente maxillaire, segment postérieur. Dans l'antre d'Highmore droit on voit trois bourrelets dessinés ; ils sont dus à un gonflement œdémateux de la muqueuse de l'antre. Ces gonflements donnent à la muqueuse un aspect qui, au premier abord, ferait songer à l'existence de gros kystes.

PLANCHE XXXIII

Fig. 1. Frontal. La lame externe a été enlevée pour ouvrir le sinus.
  u. Paroi inférieure.
  h. Paroi postérieure.
  S. Septum frontal.
  O. f. Ostium frontal.
  B. Bulla frontalis.
Fig. 2. Coupe sagittale à travers le sinus frontal.
  a. Prolongement de l'apophyse crista galli.
  b. Prolongement de l'épine nasale supérieure.
Fig. 3. Coupe sagittale à travers le sinus frontal.
  S. Sinus frontal.
  b. Bulle frontale.
  s. Sinus de la bulle frontale.
  B. Sinus de la bulle ethmoïdale.
  P. Apophyse unciforme.
  H. Sinus entre le point d'insertion antérieur du cornet moyen et l'apophyse unciforme.
Fig. 4. Narine gauche, paroi latérale.
  b. Bulla ethmoidalis.
  p. Apophyse unciforme.
  t. Os lacrymal.
  W. Coupole de l'hiatus semilunaris qui fait saillie vers le sinus frontal.
  O. Ostium de la coupole.
  O. f. Ostium frontal.
  m. Cornet moyen.
  m'. Cornet moyen ethmoïdal.
  o. Cornet supérieur ethmoïdal.
  a. Fente entre la bulle de l'ethmoïde et le cornet moyen qui conduit dans le sinus de la partie orbitaire du frontal.
  a'. Cellules entre le cornet moyen et la face antérieure du sphénoïde. La paroi qui les sépare fait défaut.
Fig. 5. Chat, paroi nasale externe gauche avec bourrelets olfactifs dans le sinus frontal.
Fig. 6. Sinus sphénoïdaux de l'homme ouverts par le haut.
  O. sph. Ostium sphenoidale.
  O. Bourrelet du canal optique.
  b. Prolongement vers l'apophyse pterygoïde.
  c. Prolongement vers l'ethmoïde et le maxillaire.
Fig. 7. Sphénoïde et ethmoïde d'un mouton, vus par dessous.

KK. Sphénoïde.

ss. Lame terminale.

P. Vomer.

rr. Plaque d'insertion pour les cornets ethmoïdaux.

oo. Orifice correspondant à l'ostium sphenoidale.

Fig. 8. Fosses nasales d'un singe inférieur, vues par dessous.

K. Sphénoïde.

B. Os de Bertin.

O. sph. Ostium sphénoïdal.

v. Vomer.

Fig. 9. Coupe transversale à travers le corps d'un sphénoïde hyperostosé.

s. Surface interne du sinus sphénoïdal renflée.

o. Ostium sphénoïdal.

Fig. 10. Coupe horizontale à travers le frontal et l'ethmoïde et le corps du sphénoïde d'un homme.

Sf. Sinus frontal.

Lc. Lame criblée.

C. Cellules ethmoïdales.

O. sph. Ostium sphénoïdal.

S. sph. Sinus sphénoïdal.

PLANCHE XXXIV.

Fig. 1. Cavité orbitaire du côté droit.

a. Grande déhiscence dans l'ethmoïde.

b. Déhiscence du toit de l'orbite.

Fig. 2. Cavité orbitaire du côté gauche.

a. Déhiscence de l'ethmoïde, qui a ouvert également le sinus frontal.

b. Déhiscence du plancher de l'orbite.

Fig. 3. Cavité orbitaire du côté gauche.

a. Déhiscence de l'ethmoïde et du sinus frontal.

Fig. 4. Coupe frontale des fosses nasale et orbitaire.

a. Déhiscence de l'ethmoïde.

Fig. 5. Muqueuse de l'ethmoïde. Gross. Hartn. Ob. 4, oc. 3. La partie épaissie, riche en glandes (*R*), représente la transition avec la muqueuse olfactive.

S. Muqueuse de l'ethmoïde.

Fig. 6. Muqueuse d'une cellule ethmoïdale. Gross. Hartn. Obj. 4, oc. 3.

Fig. 7. *Idem.* Région dépourvue de glandes. Gross. Hartn. Obj. 4, oc. 3.

PLANCHE XXXV

Fig. 1. Cloison après ablation de son revêtement muqueux.

L. Lame perpendiculaire de l'os ethmoïde.

V. Vomer.

Q. Cartilage quadrangulaire.

Cartilage de la cloison.
{
v. Bord antérieur.
h. Bord postérieur.
o. Bord supérieur.
u. Bord inférieur.
}

s. Épine nasale de l'os frontal.

c. Crête nasale du palais.

Fig. 2. Le nez cartilagineux est enlevé; on voit la fosse nasale par devant. Du côté gauche, part de la cloison à angle droit, une crête large.

h. Cartilage de *Huschke.*

Fig. 3. Aspect des cornets de la fosse nasale gauche. La cloison a été rabattue; on voit sur le cornet inférieur une impression profonde, en forme de rainure, due à une large crête latérale représentée sur la cloison rabattue. Au dessus du cornet, se trouve une crête étroite de la muqueuse, qui limite un aplatissement du cornet moyen fortement voûté à cet endroit.

Fig. 4. Coupe transversale de la muqueuse atrophiée de la rainure, dessinée dans la fig. 3. La muqueuse est très mince et dépourvue de glandes et de tissu caverneux. Gros. Hartn. Obj. 4, oc. 2.

Fig. 5. Fracture guérie des os propres du nez. La cloison cartilagineuse est considérablement déviée et en contact avec la paroi nasale externe gauche.

Fig. 6. Fracture guérie des os propres du nez. Luxation du cartilage de la cloison, au niveau de son articulation avec le vomer.

Fig. 7. Fracture guérie des os propres du nez. Fracture du cartilage de la cloison dans sa portion inférieure.

Fig. 8. Fracture guérie des os propres du nez, avec forte dépression des parties fracturées. Fracture du cartilage de la cloison dans la portion supérieure, et chevauchement des fragments.

Fig. 9. Fracture guérie des os propres du nez. Fracture double de la cloison cartilagineuse dans sa portion supérieure.

Fig. 10. Fracture de la cloison cartilagineuse avec obstruction des narines.

PLANCHE XXXVI

Fig. 1. Fracture transversale de la cloison cartilagineuse, avec fragment antérieur et postérieur.

Fig. 2. Même préparation; le trait de fracture a été sectionné transversalement. On voit comment la muqueuse est épaissie du côté de l'angle, et amincie du côté opposé.

Fig. 3. Fracture transversale de la cloison cartilagineuse dans sa portion supérieure.

Fig. 4. Même préparation; représentant un point plus profond du cartilage quadrangulaire où ce cartilage présente une fracture double. Grossissement à la loupe.

Fig. 5. Même préparation. Image microscopique du trait de fracture. Gross. Hartn. Obj. 4, oc. 2.

hh. Fragments cartilagineux qui se regardent; entre eux se trouve du tissu à fibres fines qui, à la surface (en *O*), se continue avec le péri-chondre. On voit nettement l'épanouissement de la substance fondamen-tale du cartilage.

Fig. 6. Même préparation. Hartn. Obj. 4, c. 2.

kk. Fragments de fracture du cartilage.

o. Surface du cartilage avec périchondre; le tissu fibrillaire inter-calé entre les fragments renferme des cellules cartilagineuses en voie de destruction.

Fig. 7. Narine avec bord antérieur du cartilage quadrangulaire dévié. Ce cas appartient à celui qui est dessiné Pl. XXXV, fig. 10.

Fig. 8. Cornet moyen bulleux, avec déviation compensatrice de la cloison.

PLANCHE XXXVII

Fig. 1. Coupe transversale de la muqueuse enflammée du méat infé-rieur. Gross. Hartn. Obj. 4, oc. 3.

s. Couche sous-épithéliale. ⎫ Toutes deux fortement infiltrées de
d. Glandes. ⎭ cellules rondes

g. Veines fortement dilatées.

Fig. 2. Coupe transversale de la muqueuse enflammée du cornet infé-rieur. Gross. Hartn. Obj. 4, oc. 3.

s. Couche sous-épithéliale avec infiltration de cellules rondes.

ggg. Lumières des veines dilatées jusqu'au dessous de la couche sous-épithéliale.

Fig. 3. Muqueuse nasale avec surface papillaire Forte infiltration de cellules rondes et hémorrhagie capillaire. Gross. Hartn. Obj. 4, oc. 3. Les points foncés représentent le pigment hématique; les points clairs, les cellules rondes.

Fig. 4. Muqueuse du cornet inférieur. Elle est atrophiée, fibreuse et contient une couche épaisse de pigment granuleux. Gross. Hartn. Obj. 4, oc. 3.

Fig. 5. Atrophie de la cloison cartilagineuse. On voit l'épanouissement (*f*) de la substance fondamentale cartilagineuse *h h h*, qui n'existe que par places. Gross. Hartn. Obj. 7, oc. 3.

Fig. 6. *Idem*. Point superficiel.

k. p. Cartilage.

h. Couche calcifiée.

p. Périchondre se transformant en un tissu à fibres fines qui pré-sente des trabécules cartilagineuses épanouies.

PLANCHE XXXVIII

Fig. 1. Muqueuse du sinus maxillaire d'un enfant de trois ans. Forme sécrétoire (séreuse de l'inflammation). Hartn. Obj. 4, Oc. 3. Couches sous-épithéliale avec riche infiltration de cellules rondes. Le stroma de la cou-che muqueuse profonde est fortement épaissi; les fentes du tissu sont extrêmement dilatées.

Fig. 2. Muqueuse du sinus maxillaire d'un adulte, avec inflammation séreuse considérable; grossissement à la loupe. Le dessin représente une des saillies de la muqueuse en forme de tumeur, dont la base (*s t*) s'est déjà amincie. La dilatation des lacunes du tissu s'étend déjà par places jusque dans la couche sous-épithéliale.

Fig. 3. Excroissance papillaire de la muqueuse du sinus maxillaire. Gross. Hartn. Obj. 4, oc. 3.

Fig. 4. Muqueuse du sinus maxillaire; forme sécrétoire de l'inflammation : formation de kystes sur les glandes. On voit un gros kyste avec son orifice et au-dessous de ce kyste, plusieurs acini dilatés. Gross. Hartn. Obj. 4, oc. 3.

Fig. 5. Muqueuse du sinus maxillaire dans l'exsudation purulente; muqueuse notablement épaissie et fortement infiltrées de cellules rondes, Gross., Hartn. Obj. 4, oc. 3.

Fig. 6. Surface de la muqueuse du sinus maxillaire, dans un cas de blennorrhée du sinus. La muqueuse n'est pas lisse; elle est pourvue de nombreuses saillies verruqueuses et d'orifices glandulaires dilatés.

PLANCHE XXXIX

Fig. 1. Sinus maxillaire gauche ouvert par sa paroi externe. On voit un gros kyste ouvert à sa base, dont la coupole est soudée avec la paroi maxillaire interne (immédiatement au-dessous de l'orifice maxillaire). Le kyste contenait du sérum clair; il s'agit probablement d'un kyste par ramollissement.

Fig. 2. Coupe frontale à travers les cavités nasale et maxillaire droites. Dans la dernière de ces cavités, se trouve un cordon tendu entre les parois interne et externe.

Fig. 3 Paroi nasale externe avec polype en avant du cornet moyen.

Fig. 4. Paroi nasale externe avec polype qui va jusqu'à la paroi supérieure du nez.

Fig. 5. Paroi nasale externe avec polypes implantés sur une cellule ethmoïdale et sur la paroi supérieure du sinus maxillaire.

Développement défectueux du labyrinthe ethmoïdal.

PLANCHE XL

Fig. 1. Paroi nasale externe. Polype qui prend naissance au niveau du recessus sphéno-ethmoïdal et dans le sinus sphénoïdal. En avant des cornets inférieur et moyen, existe une cicatrice rayonnée (syphilis)?

Fig. 2. Polypes du nez dans le méat moyen, dont un entoure, en forme de couronne, un orifice maxillaire accessoire de la fontanelle postérieure.

Fig. 3. Préparation analogue, avec polype sur l'orifice maxillaire accessoire de la fontanelle inférieure.

Fig. 4. Polype kystique au niveau de l'apophyse unciforme et sur le bord du cornet ethmoïdal moyen.

PLANCHE XLI

Fig. 1. Gros polype kystique dont la face extérieure est soudée avec la paroi nasale externe.

Fig. 2. Polype de l'agger nasi. Polypes sur les lèvres de l'hiatus semi-lunaris qui le recouvrent entièrement; hypertrophie circonscrite sur la paroi nasale externe en avant de l'agger nasi.

Fig. 3. Deux gros polypes gélatineux dans le méat moyen; l'antérieur naît sur le cornet moyen, le postérieur sur la bulle ethmoïdale.

Petits polypes dans la fissure ethmoïdale moyenne et dans le récessus sphéno-ethmoïdal, au niveau de l'orifice du sinus sphénoïdal.

Fig. 4. Moitié postérieure de la fosse nasale droite; saillie de la muqueuse (tuberculum inter-turbinale) entre les extrémités postérieures des cornets.

Fig. 5. Même chose dans un autre cas.

Fig. 6. Tuberculum inter-turbinale chez un embryon de cinq mois.

Fig. 7. Fosse nasale gauche; le cornet moyen a été enlevé et on voit une dilatation de l'hiatus semilunaris, puis un polype implanté sur l'apophyse unciforme et un autre sur la bulle ethmoïdale. Le pédicule du polype de l'apophyse unciforme a été disséqué, et l'on voit cette dernière considérablement élargie.

PLANCHE XLII

Fig. 1. Polype gélatineux. Les lacunes de tissu sont fortement dilatées par places et contiennent un exsudat séreux. Infiltration de cellules rondes dans la couche sous-épithéliale, dans les cordons et autour des glandes en voie de dégénérescence kystique. Gross. Hartn. Obj. 4, oc. 3.

Fig. 2. Polype gélatineux dépourvu de glandes. Les lacunes du tissu sont dilatées jusque dans la couche sous-épithéliale et remplies d'un exsudat séreux. Infiltration de cellules rondes. Hartn. Obj. 4, oc. 3.

Fig. 3. Fragment de polype gélatineux avec un grand nombre de follicules glandulaires kystiques. Le stroma ne présente pas d'infiltration séreuse. Gross. Hartn. Obj. 2, oc. 3.

o o o. Surface du polype.

Fig. 4. Coupe à travers le polype kystique dessiné (Pl. XLI, fig. 1).

d d d. Glandes encore relativement normales; sur la surface représentée en *d*, le polype était soudé avec la paroi latérale de la cavité nasale Gross. à la loupe.

Fig. 5. Fragment de la surface d'un polype gélatineux pourvu d'un grand nombre de polypes kystiques. Épithélium de surface transformé en un épithélium pavimenteux à couches multiples. Gross. Hartn. Obj. 4. oc. 3.

s s s. Stroma.

e e. Épithélium pavimenteux.

PLANCHE XLIII

Fig. 1. Autre point du polype dessiné (Pl. XLII, fig. 5) avec plissement de l'épithélium de surfacce. Gross. Hartn. Obj. 7, oc. 3.

s s. Stroma.

e e. Épithélium de surface.

Fig. 2. Même polype : épithélium de surface transformé en épithélium pavimenteux ; formation de papilles. Gross. Hartn. Obj. 5, oc. 3.

s s. Stroma.

e c. Épithélium de surface.

Sur deux points, l'épithélium se groupe en perles épithéliales.

Fig. 3. Même préparation. Épithélium composé à sa surface de cellules aplaties ; formation papillaire du stroma. Hartn. Obj. 8, oc. 2.

s s. Stroma.

c c. Épithélium de surface.

Fig. 4. Fragment de polype gélatineux dépourvu de glandes, avec cellules caliciformes excessivement longues. Hartn. Obj. 8, c. 3.

s. Stroma.

e. Épithélium.

Fig. 5. Fosse nasale gauche avec hypertrophie verruqueuse sur le cornet inférieur et sur la paroi nasale externe, allant en haut jusqu'au dos du nez.

Fig. 6. Même préparation. Coupe transversale microscopique, à travers la muqueuse papillaire de la paroi nasale externe. Gross. Hartn. Obj. 2, oc. 3.

s. Couche de la muqueuse sous-épithéliale épaissie.

d. Glandes.

Fig. 7. Fosse nasale droite avec hypertrophie du cornet inférieur, notamment à ses d ux extrémités.

PLANCHE XLIV

Fig. 1 *a.* Hypertrophie papillaire du cornet inférieur ; kyste dans le sinus sphénoïdal.

Fig. 1 *b.* Extrémité postérieure de la muqueuse du cornet ; état papillaire très prononcé.

Fig. 2. Papillome du cornet inférieur. Gross. à la loupe.

Fig. 3. Hypertrophie polypeuse (papillaire) du cornet moyen (portion marginale). Gross. Hartn. Obj. 2, oc. 2.

Fig. 4. *a b c.* Coupe transversale d'un polype destinée à démontrer que l'état papillaire de la surface est produit par la dégénérescence kystique des glandes et de ses conduits excréteurs. On voit se former des encoches profondes.

Fig. 5. *a b c d. Idem :* sur une hypertrophie polypeuse du cornet moyen.

PLANCHE XLV

Fig. 1. Hypertrophie verruqueuse diffuse sur la portion postérieure de la muqueuse de la cloison.

Fig. 2. Hypertrophie en forme de crête sur la portion postérieure de la cloison.

Fig. 3. Aspect des choanes dans un cas d'hypertrophie de la cloison et des extrémités postérieures des cornets. Les hypertrophies vues de cette façon apparaissent comme des tumeurs nettement limitées.

Fig. 4 et 5. Cas semblable.
Fig. 4. Cloison vue de profil.
Fig. 5. Aspect des choanes.

PLANCHE XLVI

Fig. 1. Hypertrophie de la muqueuse de la cloison, grosse comme une petite noisette, implantée juste au dessus d'une rainure qui correspond à une épine du côté opposé.
Fig. 2, 3 et 4. Hypertrophie unilatérale de la cloison.
Fig. 2. Coupe frontale de la fosse nasale. Le point hypertrophié est en contact avec la muqueuse, également hypertrophiée du cornet inférieur.
Fig. 3. Aspect des choanes du même cas.
Fig. 4. Point hypertrophié de la cloison, vu par devant.
Fig. 5. Coupe frontale des fosses nasales, hypertrophie verruqueuse sur un côté de la cloison. Hypertrophies semblables des deux côtés, sur la muqueuse du sinus maxillaire.

PLANCHE XLVII

Fig. 1. Muqueuse de la cloison hypertrophiée en coupe transversale et vue à la loupe. Les veines de la muqueuse présentent un état caverneux. Les lacunes laissées en blanc correspondent aux lumières des veines ; les petits anneaux à contours foncés représentent les glandes.
Fig. 2. Fosse nasale gauche avec atrophie du cornet moyen, due à la compression d'un gros polype du méat moyen. Polypes sur le bord du cornet atrophié et sur la paroi nasale externe.
Fig. 3. Ozène. Muqueuse du cornet moyen peu atrophiée; état initial avec infiltration de cellules rondes. Gross. Hartn, Obj. 5, oc. 2.
Fig. 4. Ozène. Atrophie considérable des cornets. La muqueuse du cornet inférieur présente en quelque sorte une dégénérescence fibreuse. Les fentes figurent le reste du tissu érectile; os du cornet dentelé. Les points noirs, dans les couches profondes, représentent le pigment. Gross. Hartn., Obj. 5, oc. 2.
Fig. 5. Os du cornet de la même préparation. On voit les nombreuses lacunes de résorption, ainsi que les ostéoclastes qu'elles contiennent. Gross. Hartn. Obj. 7, oc. 3.
Fig. 6. Ozène. Atrophie considérable, notamment sur le cornet inférieur. Hypertrophie polypeuse sur la paroi nasale externe.

PLANCHE XLVIII

Fig. 1. Fosse nasale gauche avec atrophie des cornets. Le cornet inférieur seul est considérablement atrophié; la muqueuse du méat inférieur est hypertrophiée.
Fig. 2. La fosse nasale droite présente une atrophie des cornets et une tumeur lisse pédiculée du cornet inférieur. Deux orifices accessoires de la fontanelle nasale postérieure.

Fig. 3. Fosse nasale droite avec cornet moyen excessivement volumineux, qui est descendu plus bas que le cornet inférieur.

Fig. 4. *Idem :* La face médiane a été enlevée pour montrer les grandes cavités des cornets moyen et supérieur.

Fig. 5. Fosse nasale droite avec un bourrelet de cornet antérieur et postérieur. Hypertrophie sur l'operculum du cornet moyen, sur le tuberculum posticum du cornet, et sur les extrémités postérieures du cornet.

Fig. 6. Fosse nasale gauche d'un nouveau né, avec les trois tubercules de cornets; l'un siège sur l'operculum du cornet moyen, l'autre sur l'extrémité antérieure de la fente ethmoïdale inférieure, le troisième au dessus de la fente ethmoïdale supérieure.

PLANCHE XLIX

Fig. 1. Coupe frontale à travers la charpente maxillaire, avec, à droite, une synéchie entre la surface des cornets de l'ethmoïde et la cloison.

Fig. 2. Fosse nasale gauche; synéchie entre le bord inférieur du cornet inférieur et le plancher; hypertrophie verruqueuse sur la face convexe du cornet; formation de polypes.

Fig. 3. Coupe frontale à travers la charpente du maxillaire supérieur, avec courte synéchie en forme de corde, entre le cornet inférieur et la cloison.

Fig. 4. Fosse nasale gauche avec les deux tubercules de cornet types et avec synéchie entre le tubercule postérieur et la cloison.

Fig. 5. Coupe à travers une synéchie, entre la muqueuse, le tubercule du cornet postérieur et la muqueuse de la cloison. Grossissement à la loupe. On voit encore sur la ligne *s s* des restes de la fente olfactive. Les coupes transversales foncées (*n*), ainsi que le cordon, dans la moitié inférieure, représentent des nerfs olfactifs, sectionnés transversalement et longitudinalement.

Fig. 6. Portion de la même préparation vue à un fort grossissement. Obj. 7, oc. 2.

s s. Restes de la fente olfactive, entre lesquels une trabécule de tissu lamineux réunit les deux surfaces de la muqueuse.

n n. Coupe des nerfs olfactifs.

PLANCHE L

Fig. 1. Fosse nasale gauche; nez extérieur affaissé; défectuosité considérable de la cloison. Hypertrophie de la muqueuse, syphilis.

Fig. 2. Fosse nasale droite; grande défectuosité de la cloison. Perforation du cornet. Synéchie entre la surface du cornet de l'ethmoïde et la cloison; syphilis.

Fig. 3. Fosse nasale droite avec défectuosité de la cloison et des cornets. Il existe encore des restes du cornet ethmoïdal supérieur. On ne voit rien de l'hiatus semilunaris ni de la bulle ethmoïdale. Syphilis.

Fig. 4. Fosse nasale droite avec défectuosités des cornets et grand orifice sur la paroi nasale externe qui conduit dans le sinus maxillaire. Synéchie entre l'ethmoïde et la cloison.

PLANCHE LI

Fig. 1. Fosse nasale droite avec grande défectuosité de la cloison et soudure entre son bord inférieur et le cornet nasal inférieur. Syphilis.

Fig. 2. Fosse nasale gauche avec ulcération sur la cloison et sur la paroi nasale externe.

Fig. 3. Muqueuse nasale avec infiltration cellulaire. Syphilis.

Fig. 4. Muqueuse nasale en voie de dégénérescence fibreuse en *F*. En *Z* elle présente encore des infiltrations cellulaires. Syphilis. Gross. Hartn. Obj. 5, oc. 2.

Fig. 5. Muqueuse de la paroi nasale externe avec dégénérescence fibreuse. Syphilis.

o. couche superficielle de la muqueuse
p. Couche périostée. } Gross. Hartn. Obj. 5, oc. 2.

Fig. 6. Muqueuse du sinus maxillaire dans la syphilis fortement tuméfiée avec infiltration cellulaire. Gross. Hartn. Obj. 4, oc. 2.

PLANCHE LII

Fig. 1. Fosse nasale gauche après ablation d'un rhinolithe, avec atrophie par compression du cornet inférieur et hypertrophie de la muqueuse dans le voisinage du cornet. Sur quelques points, la muqueuse est transformée en petits polypes.

Fig. 2. Fosse nasale droite avec la cloison.. Cette dernière présente, immédiatement au-dessus du plancher nasal, un grand orifice, à travers lequel une portion du rhinolithe de la fosse nasale droite a poussé vers le côté gauche.

Fig. 3. Perforation de la cloison et du méat inférieur de la fosse nasale droite, après ablation du rhinolithe. Méat inférieur spacieux, par suite de l'atrophie par compression du cornet inférieur. La muqueuse hypertrophiée est recouverte de nombreuses excroissances polypeuses.

Fig. 4. Face concave du rhinolithe qui entoure le bord de la perforation de la cloison.

Fig. 5. L'une des longues excroissances polypeuses du méat inférieur à un faible grossissement. Obj. 1, oc. 2. Surface verruqueuse; stroma dépourvu de glandes, mais très riche en vaisseaux.

Fig 6. Coupe transversale du canal nasal. Gross. Hartn. Obj. 4, oc. 2. Muqueuse du méat considérablement épaissie et fortement infiltrée de cellules rondes.

PLANCHE LIII

Fig. 1. Squelette de la face avec hyperostose du maxillaire supérieur droit et de la moitié droite de l'ethmoïde.

On voit les cornets ethmoïdaux, notamment le cornet ethmoïdal inférieur qui descend plus bas et qui fait une forte saillie vers le milieu de la fosse nasale. La cloison osseuse, par compensation, est déviée à gauche.

Fig. 2. Ouverture pyriforme dans l'hyperostose considérable de la moitié droite de la tête.

La lame perpendiculaire est également hyperostosée et fait saillie en forme de tumeur vers les deux fosses nasales. Ethmoïde et cornet inférieur normaux.

Fig. 3. Squelette de la face avec une dent cheville dans la fosse nasale gauche, qui correspond à l'incisive médiane droite retournée. Dans l'apophyse alvéolaire droite, l'incisive latérale est la première dans la série.

Fig. 4. Même préparation, après l'ablation de la lame faciale de l'os intermaxillaire ; on voit exactement la longueur et la situation de la dent retournée.

Fig. 5. Fosse nasale gauche avec prémolaire placée en sens frontal, dans le méat inférieur.

Fig. 6. Même préparation ; paroi maxillaire antérieure et fosse nasale vue par la face faciale. On aperçoit la prémolaire oblique dans toute sa longueur, ainsi que la canine retenue.

Fig. 7. Maxillaire supérieur gauche. La paroi faciale du maxillaire a été enlevée en grande partie ; on voit un odontome avec des gouttelettes d'émail en certains points.

Fig. 8. Odontome dont la face supérieure regarde le plancher du sinus, et qui présente une fossette profonde.

Z. Cheville de dentine qui se trouvait dans une dépression de l'apophyse alvéolaire.

Fig. 9. Coupe microscopique à travers la couche superficielle de l'odontome. Gross. Harnt. Obj. 5, oc. 2.

D. Dentine.

C. Cément.

Fig. 10. Autre point de la même préparation, avec cément fortement épaissi. Gross. Hartn. Obj. 5, oc. 2.

D. Dentine.

C. Cément.

PLANCHE LIV

Fig. 1. Maxillaire supérieur droit. Kyste du maxillaire au niveau de la deuxième prémolaire ; la perforation de la paroi interne du kyste conduit dans le sinus maxillaire.

Fig. 2. Maxillaire supérieur droit vu par derrière. Kyste du maxillaire sur la tubérosité du maxillaire, provoqué par une affection de la dent de sagesse. La paroi externe du kyste osseux est mince et perforée.

Fig. 3. Maxillaire supérieur gauche. Gros kyste dentaire occupant presque toute la paroi faciale ; dans la cavité se trouvent les racines des prémolaires cariées.

Fig. 4. Même préparation vue de face, pour montrer la saillie du kyste maxillaire (e e) vers la fosse nasale.

Fig. 5. Palais osseux avec vaste cavité à droite ; la cavité communique avec les alvéoles défectueuses des dents antérieures et son toit mince présente des communications nombreuses avec la fosse nasale.

Fig. 6. Même charpente maxillaire vue par devant. Asymétrie de l'ouverture pyriforme et du plancher nasal due aux abcès et située de leur côté.

Fig. 7. Abcès alvéolaire de la première molaire, avec perforation dans la fosse nasale au niveau du palais.

Fig. 8. Gros kyste occupant tout le maxillaire supérieur droit, avec rétrécissement considérable du sinus maxillaire; la fente basse située au dessous du plancher orbitaire, représente le sinus maxillaire qui a été sectionné juste au niveau de l'orifice maxillaire.

PLANCHE LV

Fig. 1. Coupe frontale à travers les deux sinus maxillaires. Exostose dans le sinus maxillaire droit.

Fig. 2. Coupe sagittale à travers l'orbite et l'antre droit, avec tumeur osseuse sur le plancher de ce dernier.

Fig. 3. Empyème du sinus maxillaire droit. Paroi externe de la fosse nasale droite avec polypes et excroissances polypeuses sur l'apophyse unciforme et dans l'infundibulum dilaté.

Fig. 4. Même préparation. Coupe frontale à travers les cavités nasale et maxillaire. On voit la paroi interne du sinus maxillaire qui proémine vers le méat moyen.

p. Polype sur l'apophyse unciforme.

Fig. 5. Même préparation. Coupe longitudinale à travers le polype de l'apophyse unciforme. Gross. Hartn. Obj. 2, oc. 2. La tumeur est très riche en glandes.

K. Prolongement de l'apophyse unciforme.

Fig. 6. Même préparation. Coupe transversale de la muqueuse du sinus maxillaire. Gross. à la loupe. Muqueuse considérablement épaissie et fortement infiltrée de cellules rondes.

c. Follicule glandulaire kystique.

Fig. 7. Partie superficielle de la même coupe à un grossissement plus fort. Hartn. Obj. 5, oc. 2.

c. Follicule glandulaire kystique.

PLANCHE LVI

Fig. 1. Paroi nasale du maxillaire supérieur gauche, avec soudure de la muqueuse entre la bulle ethmoïdale et l'apophyse uncinée, après empyème du sinus maxillaire.

Fig. 2. Fosse nasale droite macérée. Voussure de la paroi nasale externe défectueuse, ainsi que de l'ethmoïde, due à l'empyème du sinus maxillaire.

Fig. 3. Concrétion ressemblant à un rhinolite, trouvée dans le sinus maxillaire du cas représenté fig. 2.

Fig. 4. Moitié gauche du maxillaire supérieur vue par devant, avec ectasie considérable de la fossette lacrymale et du canal nasal. En c, l'ectasie du canal fait saillie sur la paroi externe, en forme de tumeur, vers la fosse nasale.

Fig. 5. Fosse nasale droite avec polypes; adénome de la glande pituitaire, qui se trouve dans le sinus sphénoïdal.

Fig. 6. Moitié gauche de la même préparation.

PLANCHE LVII

Fig. 1. Sinus maxillaire droit ouvert par la face faciale. Il contient un gros polype kystique.

    c. Kyste provenant de la muqueuse de la bulle ethmoïdale, situé dans l'orifice maxillaire très dilaté.

Fig. 2. Coupe du polype kystique; pédicule riche en glandes. Gross. à la loupe.

Fig. 3. Sinus maxillaire gauche de la même préparation, ouvert par l'extérieur. Les petites saillies sont des kystes, les deux grosses des polypes. L'inférieure est implantée par un pédicule mince comme un fil.

Fig. 4. Coupe longitudinale des polypes, avec pédicule mince comme un fil (*st.*). Gross. Obj. 4, oc. 2.

Fig. 5. Coupe d'un autre polype d'un sinus maxillaire.

    s. Muqueuse du sinus maxillaire.

    p. Polype dépourvu de glandes.

PLANCHE LVIII

Fig. 1. Coupe frontale des fosses nasales et du sinus maxillaire. Polype lobulé du bord postérieur de l'orifice maxillaire droit.

Fig. 2. Coupe frontale des fosses nasales et des sinus maxillaires. Grosses tumeurs kystiques dans les sinus maxillaires.

Fig. 3. Squelette facial avec ouverture pyriforme. On voit la moitié droite de l'ethmoïde boursouflée en forme de tumeur et la cloison est déviée à gauche.

Fig. 4. Fosse nasale droite du même cas avec labyrinthe ethmoïdal tuméfié et distendu.

Bordeaux. — J. DURAND, imp., rue Condillac, 20.

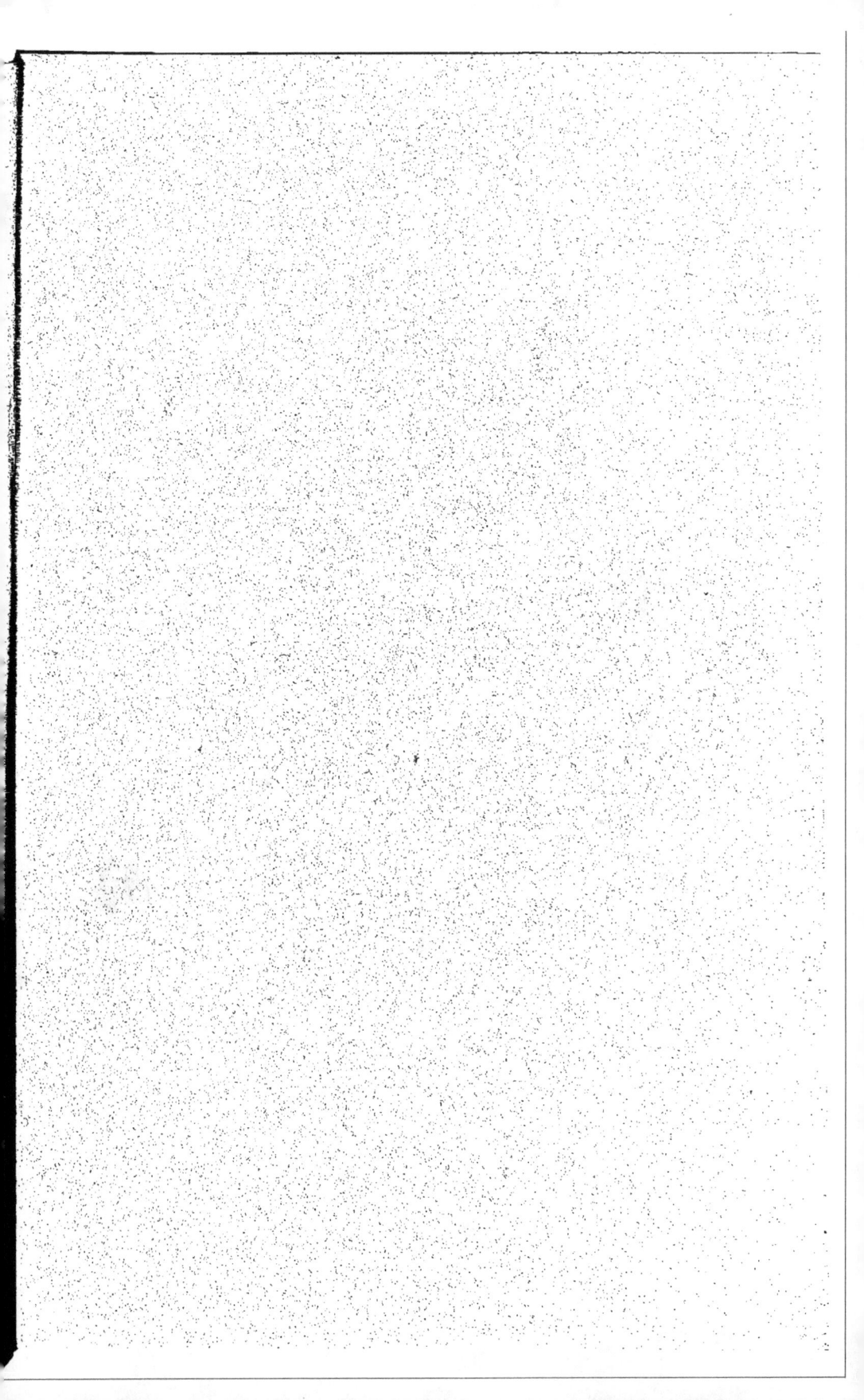

Pl. 1.

Fig. 1.

Fig. 2.

Fig. 3.

Fig. 4.

Fig. 6.

Fig. 5.

Fig. 7.

Fig. 8.

Fig. 9.

Fig. 11.

Fig. 10.

Fig. 12.

Fig. 13.

Fig. 14.

Fig. 15.

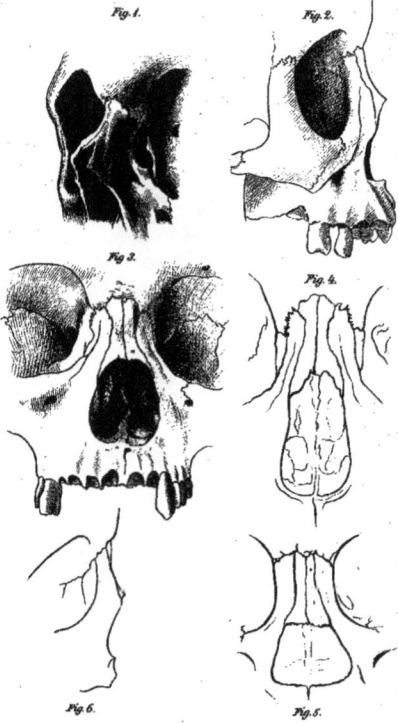

Impr. G.Freytag & Berndt, Vienne.

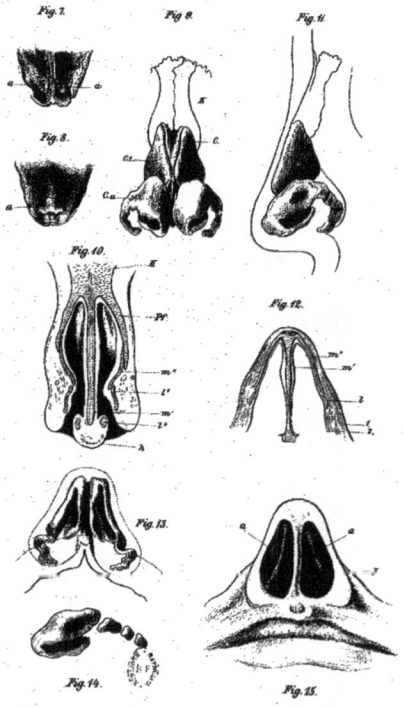

G.Masson, Éditeur.

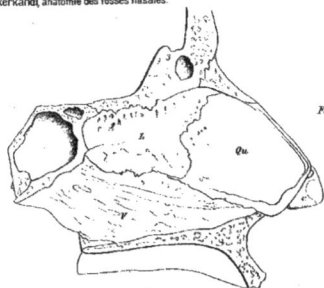

Fig.1.

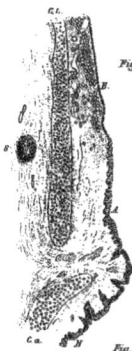

Fig.4.

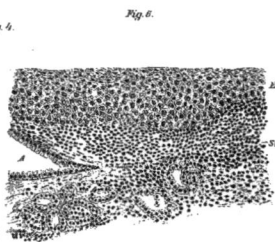

Fig.6.

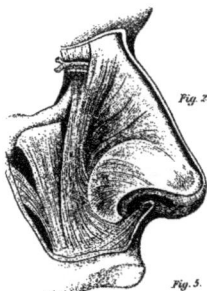

Fig.2.

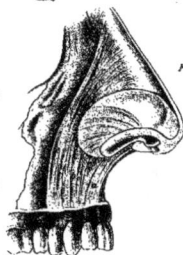

Fig.3.

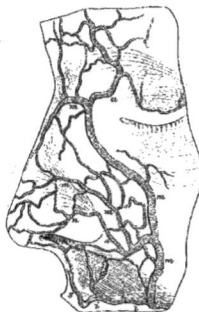

Fig.7.

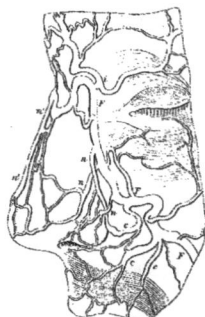

Fig.8.

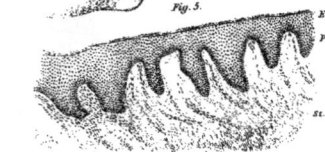

Fig.5.

Impr. G.Freyage & Benoit, Varnes.

G.Masson, Éditeur.

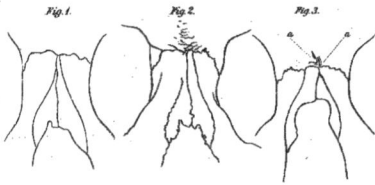

Fig. 1. Fig. 2. Fig. 3.

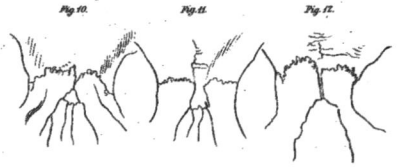

Fig. 10. Fig. 11. Fig. 12.

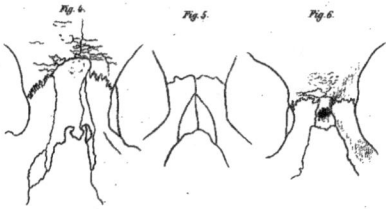

Fig. 4. Fig. 5. Fig. 6.

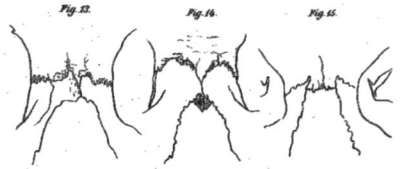

Fig. 13. Fig. 14. Fig. 15.

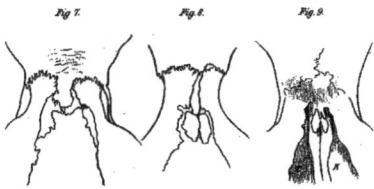

Fig. 7. Fig. 8. Fig. 9.

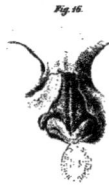

Fig. 16.

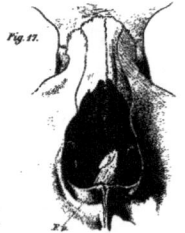

Fig. 17.

Impr. G.Freytag & Berndt, Vienne.   G.Masson, Éditeur.

Pl. IV.

Fig. 1.

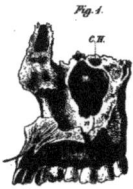

Fig. 2.

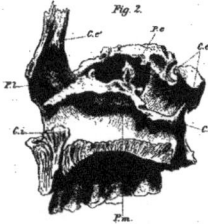

Fig. 9.

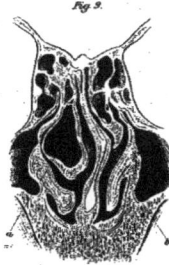

Fig. 3.

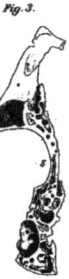

Fig. 4.

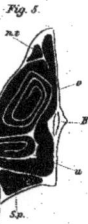

Fig. 5.

Fig. 10.

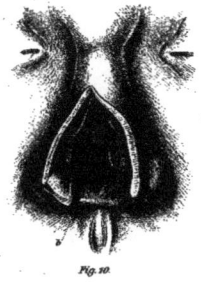

Fig. 11.

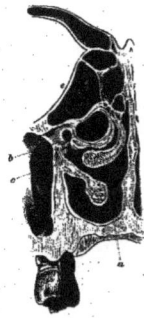

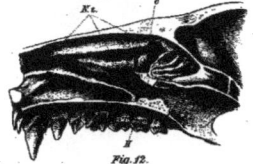

Fig. 12.

Fig. 6.

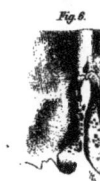

Fig. 7.

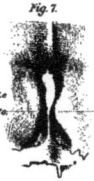

Fig. 8.

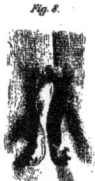

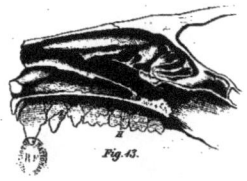

Fig. 13.

Impr. G.Freytag & Berndt, Vienne.

G.Masson, Éditeur.

Pl. V.

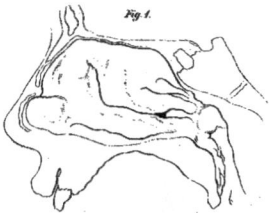

Fig. 1.

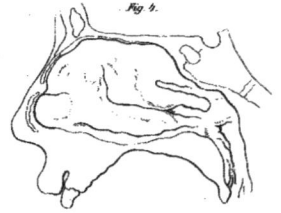

Fig. 4.

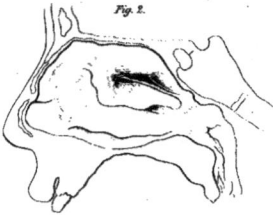

Fig. 2.

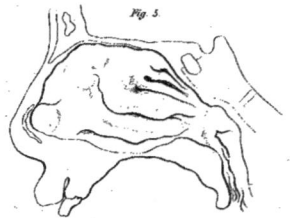

Fig. 5.

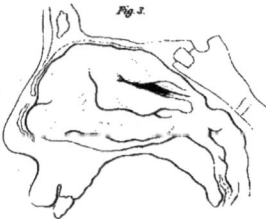

Fig. 3.

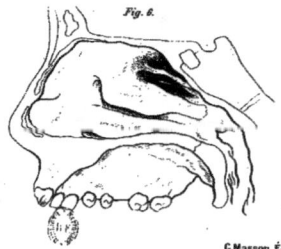

Fig. 6.

Impr. G.Freytag & Berndt, Vienna.

G.Masson, Éditeur.

Pl. VI.

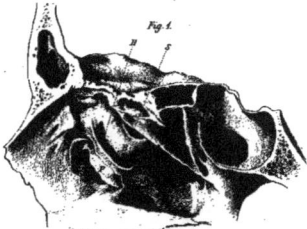

Fig. 1.

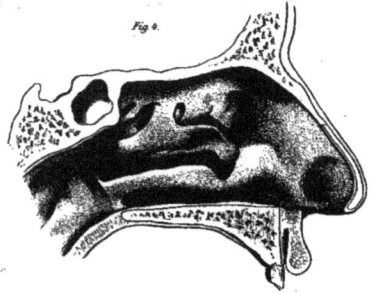

Fig. 4.

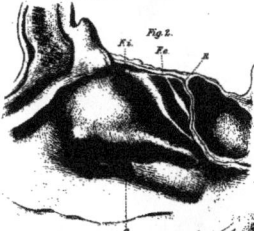

Fig. 2.

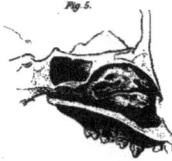

Fig. 5.

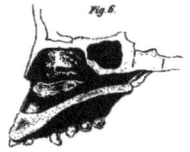

Fig. 6.

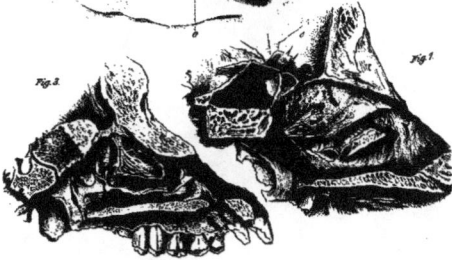

Fig. 3.

Fig. 7.

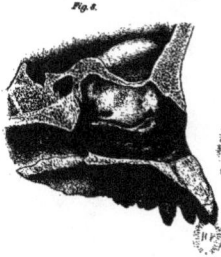

Fig. 8.

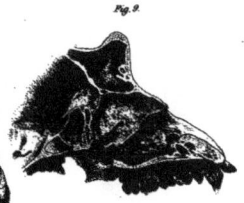

Fig. 9.

Impr. G.Freytag & Berndt, Vienne.

G.Masson, Éditeur.

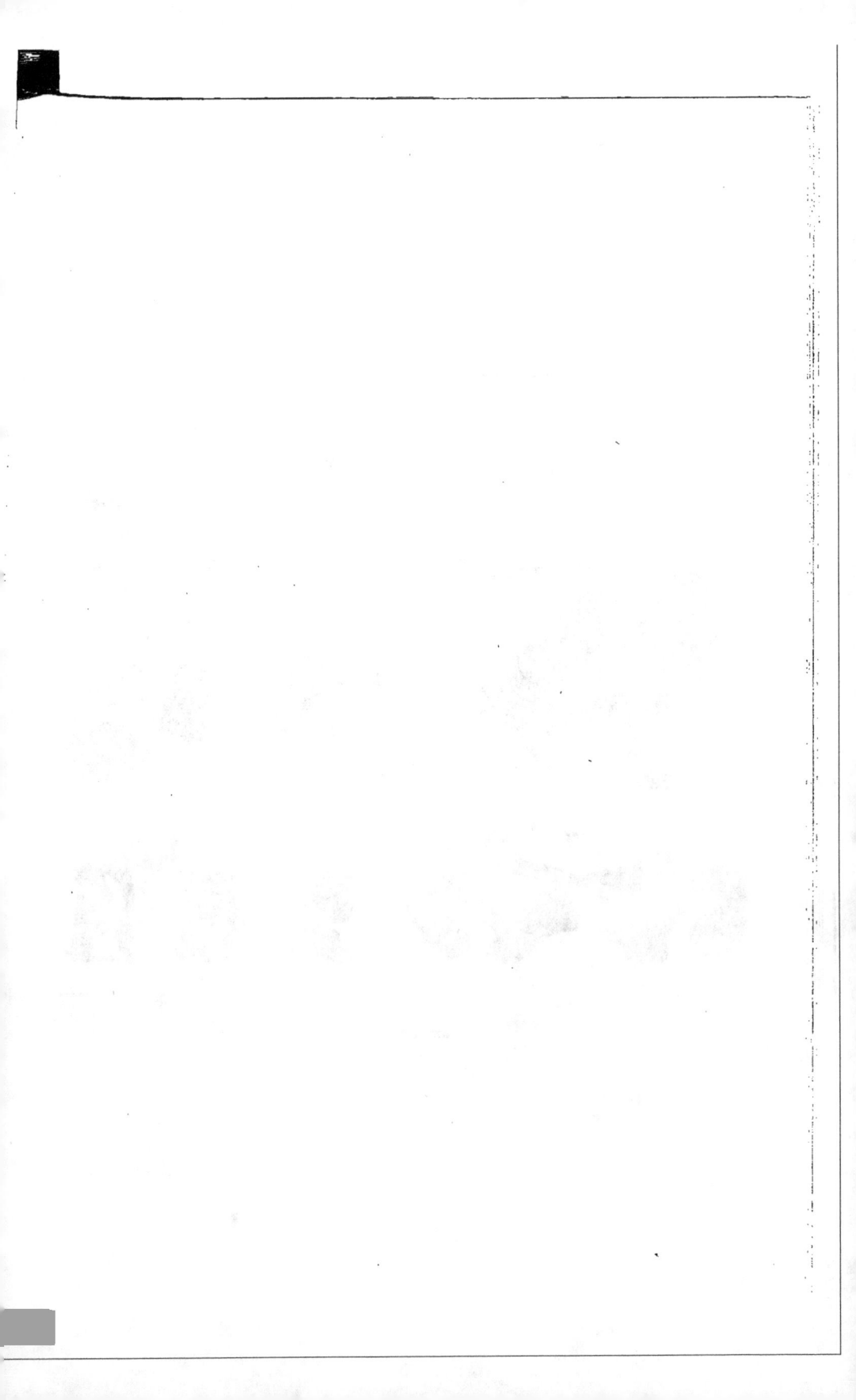

Pl. VII.

Fig. 1.

Fig. 2.

Fig. 3.

Fig. 4.

Fig. 5.

Fig. 6.

Fig. 7.

Fig. 8.

Fig. 9.

Fig. 10.

Fig. 11.

Fig. 12.

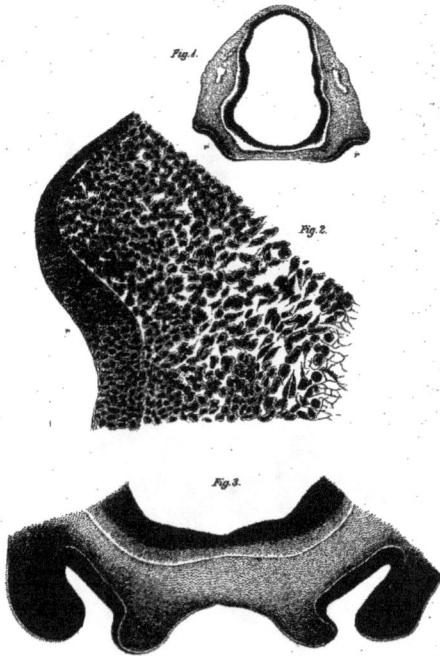

Impr. G.Freytag & Berndt, Vienne.

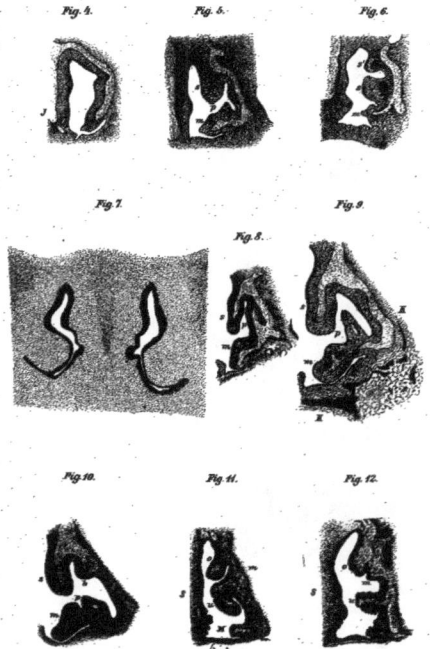

G.Masson, Éditeur.

Pl. VIII.

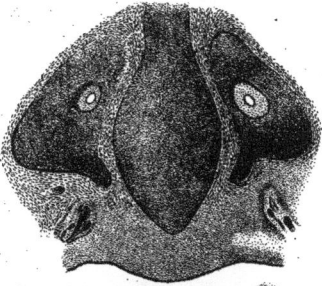

Fig.1.

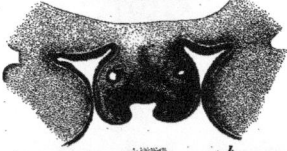

Fig.2.

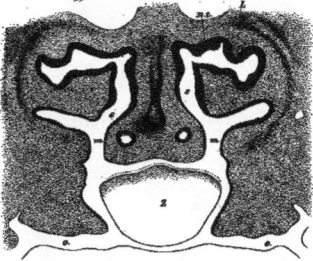

Fig.3.

Fig.4.

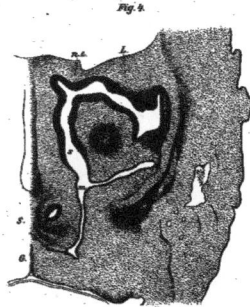

Fig.5.   *Fig.6.*

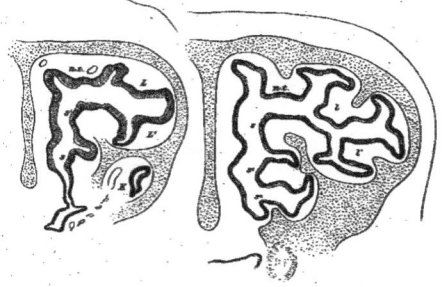

Impr. G.Freytag & Berndt, Vienne.

G.Masson, Éditeur.

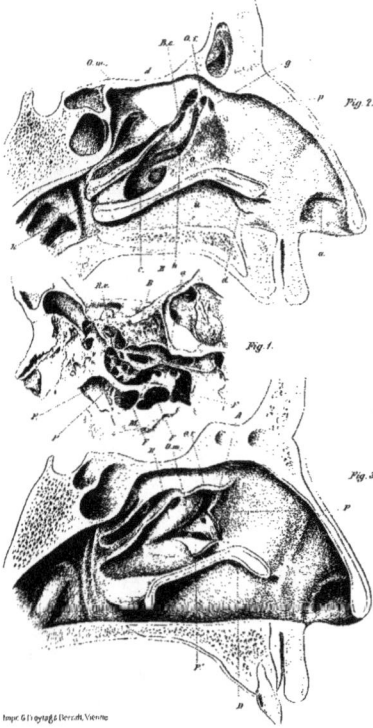

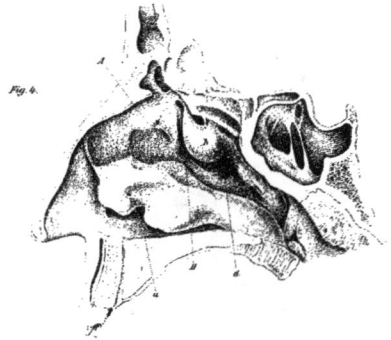

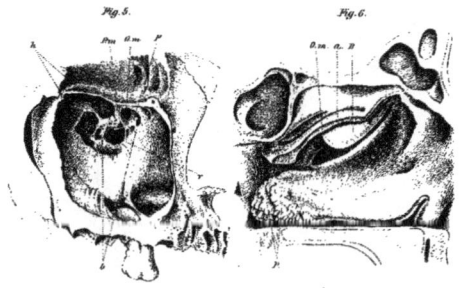

Fig. 2.

Fig. 4.

Fig. 1.

Fig. 5.

Fig. 6.

Fig. 3.

Impr. G. Freytage Berndt. Vienne.

G. Masson, Éditeur.

Pl. X.

Fig. 1.

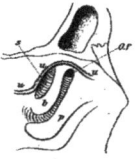

Fig. 2.

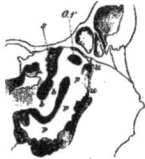

Fig. 3.

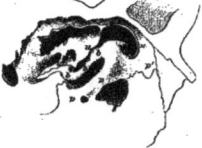

Fig. 6.

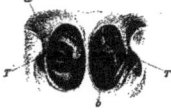

Fig. 4.

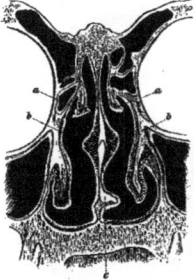

Fig. 5.

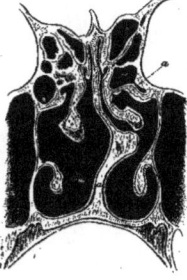

Fig. 7.

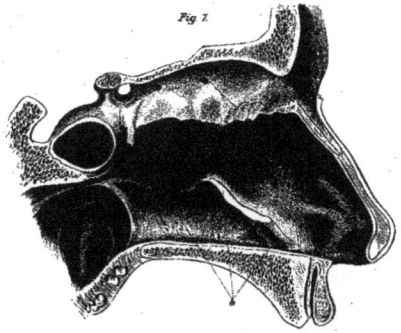

Fig. 8.

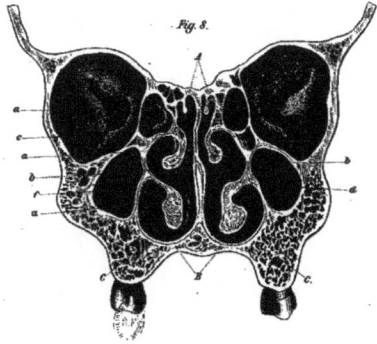

Impr. G. Freytag & Berndt, Vienne.

G. Masson, Éditeur.

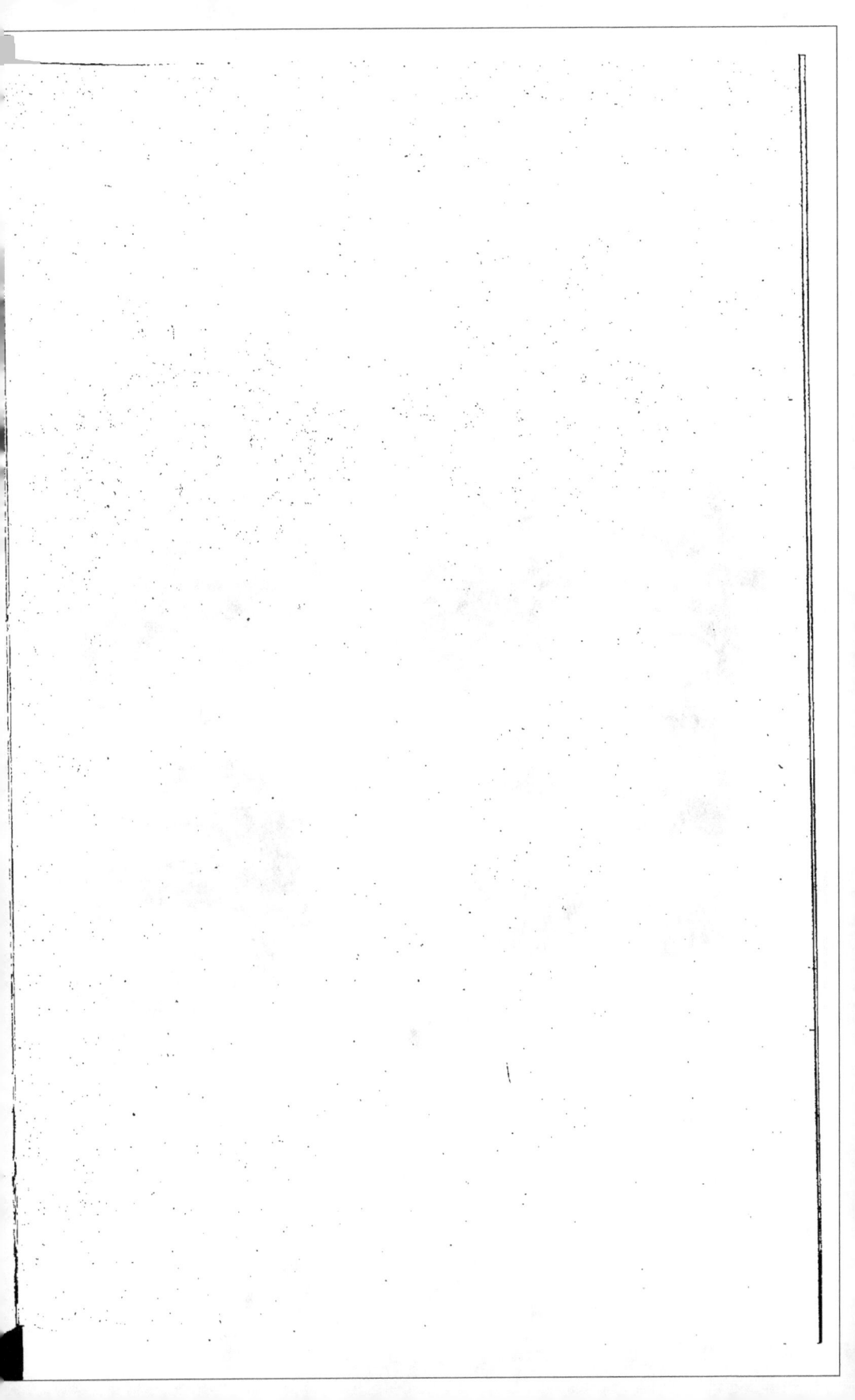

Zuckerkandl, anatomie des fosses nasales.

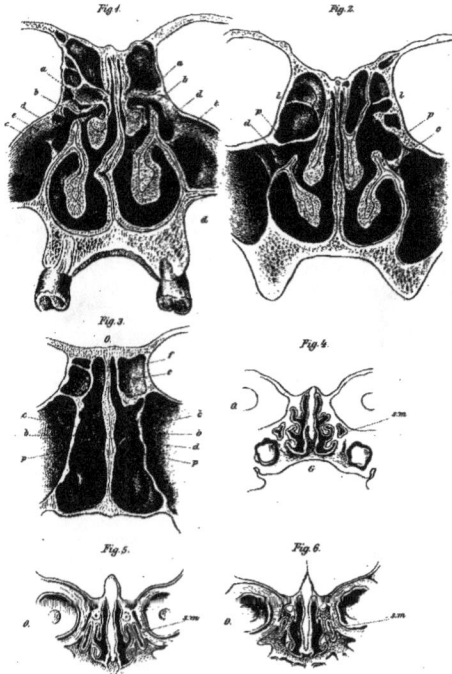

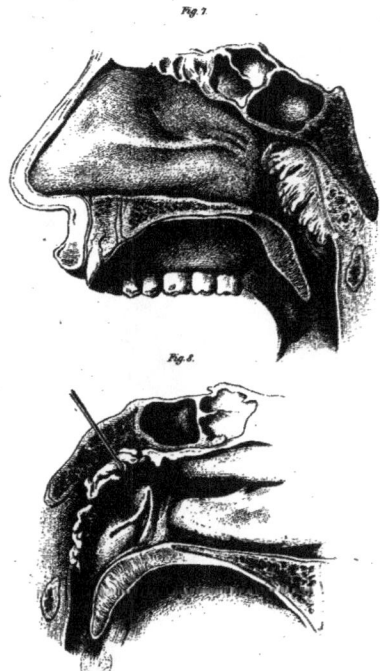

Fig. 1.

Fig. 2.

Fig. 7.

Pl. XL.

Fig. 3.

Fig. 4.

Fig. 8.

Fig. 5.

Fig. 6.

Impr. G.Freytag & Berndt, Vienne.

G.Masson, Éditeur.

Pl. XII.

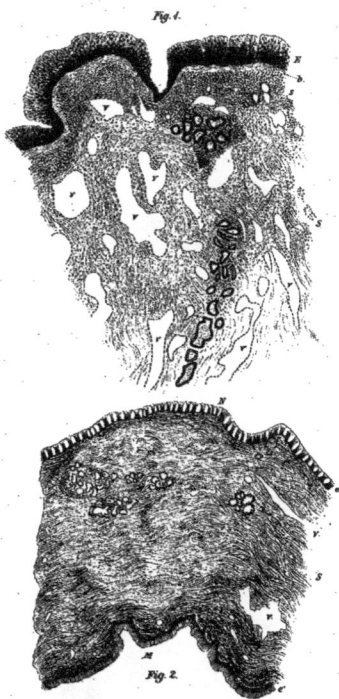

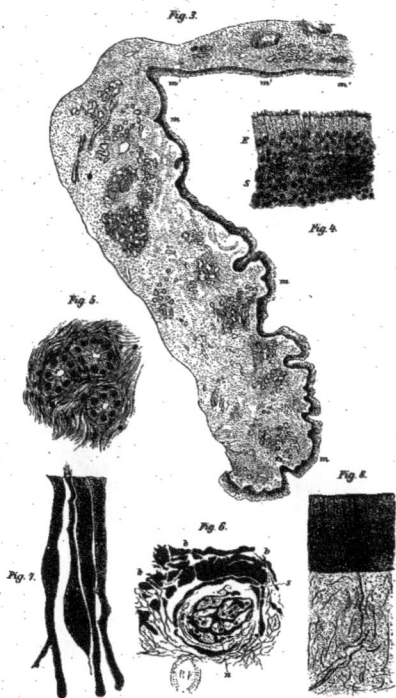

Fig. 1.

Fig. 2.

Fig. 3.

Fig. 4.

Fig. 5.

Fig. 6.

Fig. 7.

Fig. 8.

Imp. G.Freytag & Berndt, Vienne.

G.Masson, Éditeur.

Pl. XIII.

Fig. 1.

Fig. 4.

Fig. 5.

Fig. 3.

Fig. 6.

Fig. 6.

Fig. 2.

Fig. 9.

Fig. 7.

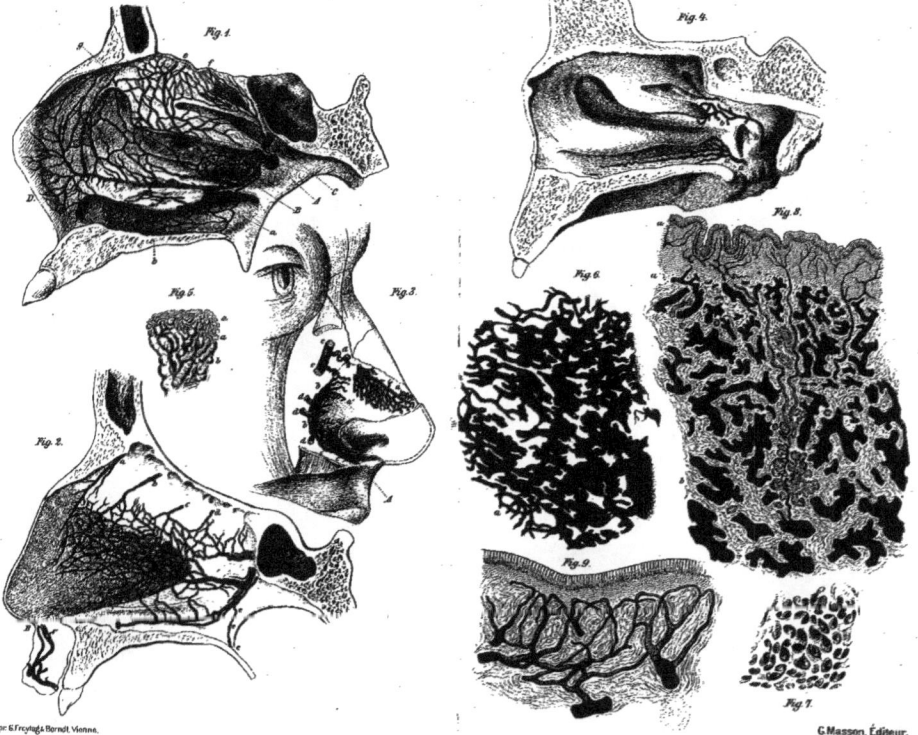

Impr. G.Freytag & Berndt, Vienne.

G.Masson, Éditeur.

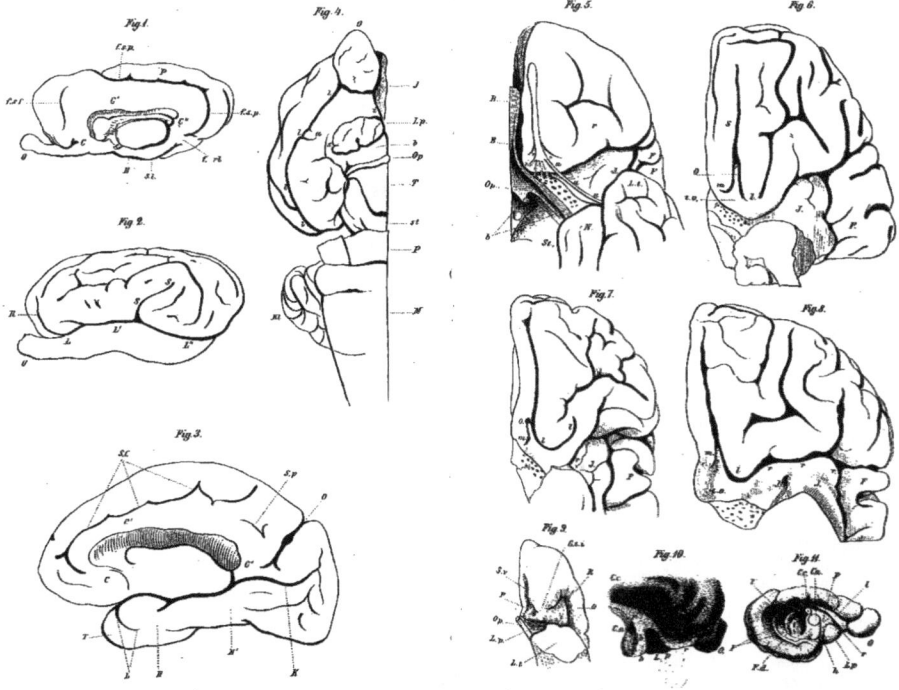

Fig. 1.

Fig. 2.

Fig. 3.

Fig. 4.

Fig. 5.

Fig. 6.

Fig. 7.

Fig. 8.

Fig. 9.

Fig. 10.

Fig. 11.

Impr. G. Freytag & Berndt, Vienne.

G. Masson, Éditeur.

Pl. XV.

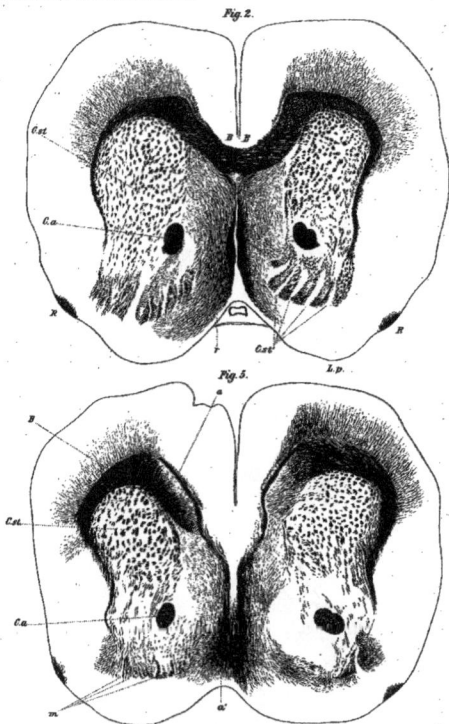

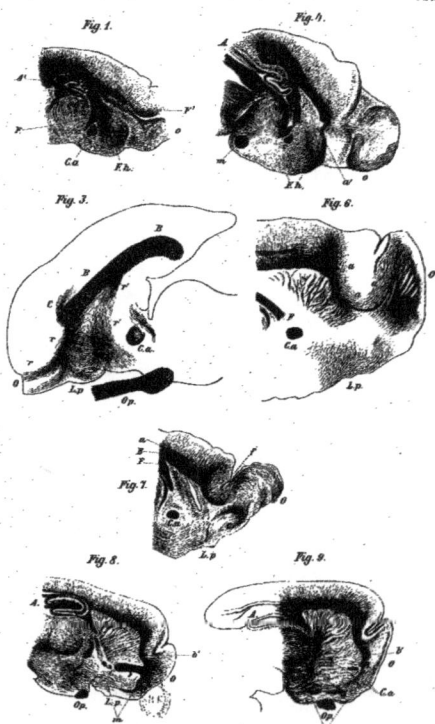

Fig. 2.

Fig. 1.

Fig. 4.

Fig. 3.

Fig. 6.

Fig. 5.

Fig. 7.

Fig. 8.

Fig. 9.

Impr. G.Freytag & Berndt Vienne.

G.Masson, Éditeur.

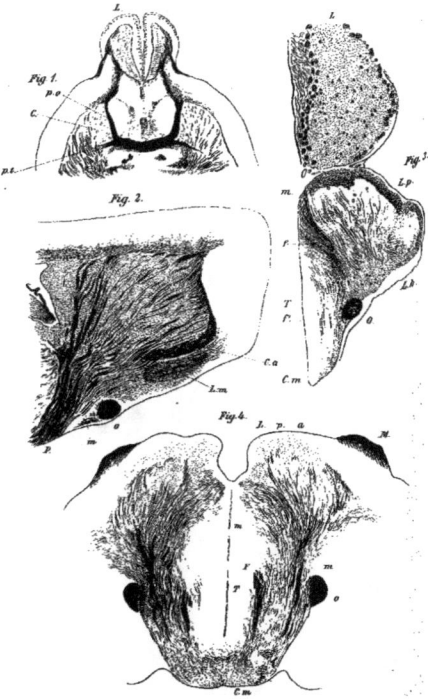

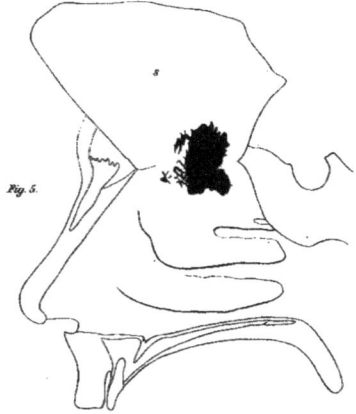

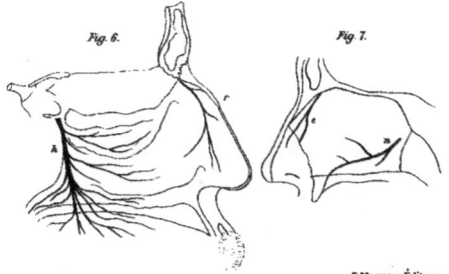

Impr. G.Freytag & Berndt, Vienne.

G. Masson, Éditeur.

Fig. 1.

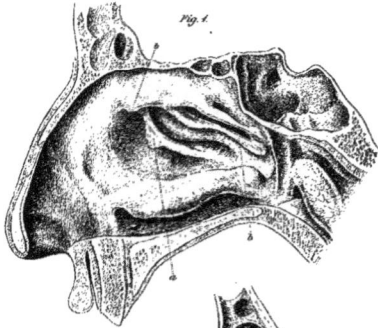

Fig. 3.

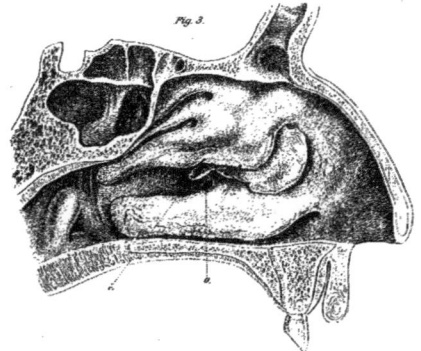

Fig. 2.

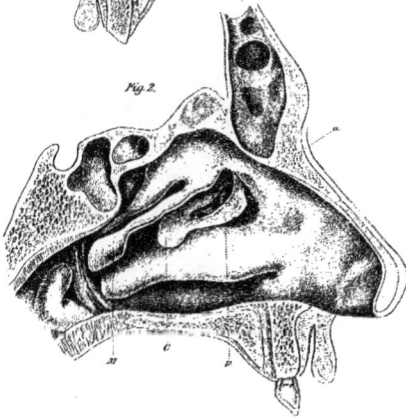

Fig. 4.

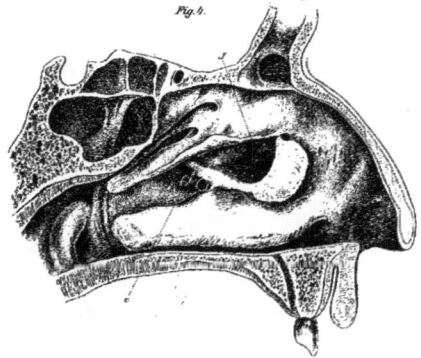

G. Masson, Éditeur.

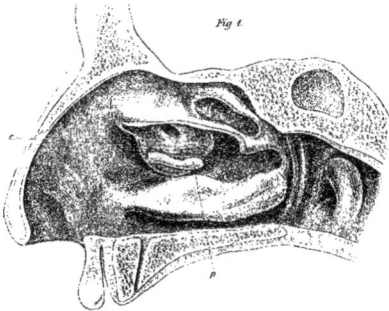

Fig. 1.

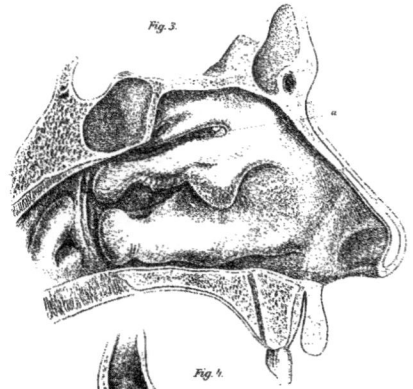

Fig. 3.

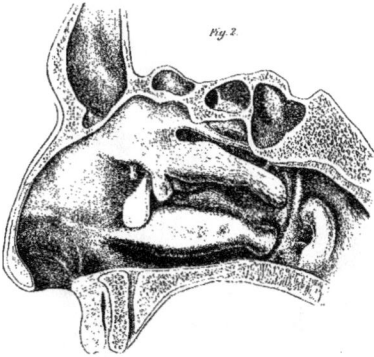

Fig. 2.

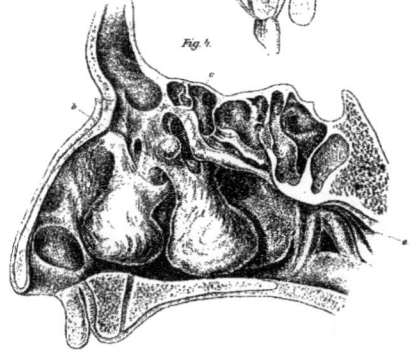

Fig. 4.

Imp. Lietegebt Berlin, Vienne.

G.Masson, Éditeur.

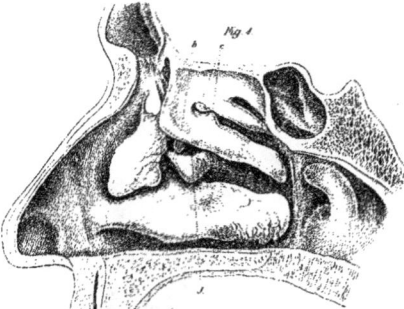

Fig. 1.

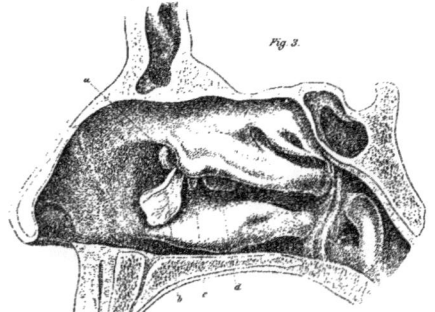

Fig. 3.

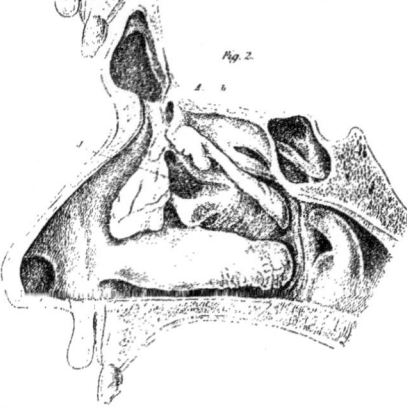

Fig. 2.

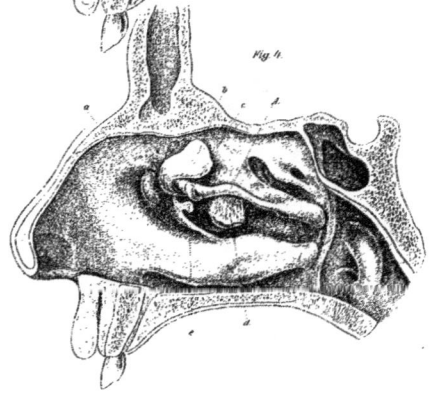

Fig. 4.

Impr. Greyling & Horsch, Vienne.

G. Masson, Éditeur.

Fig. 1.

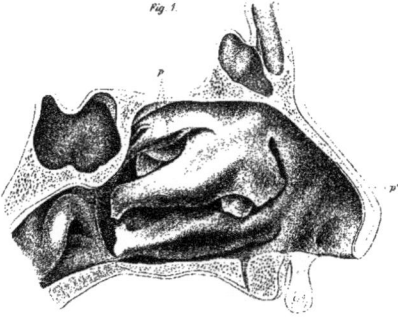

Fig. 3.

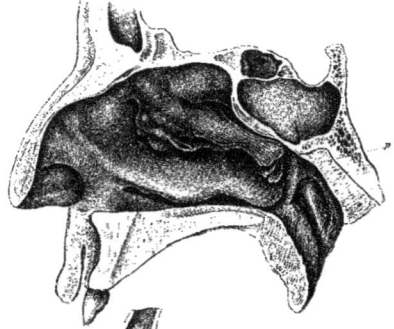

Fig. 2.

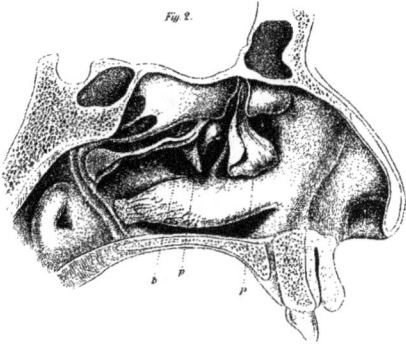

Fig. 4.

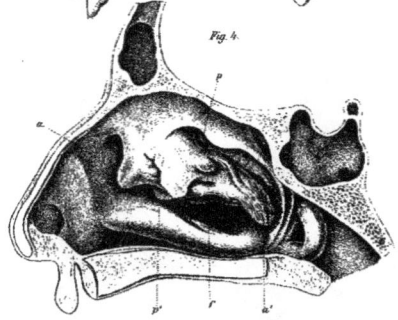

Impr. G.Freytag & Berndt, Vienne.

G.Masson, Éditeur.

Fig. 1.

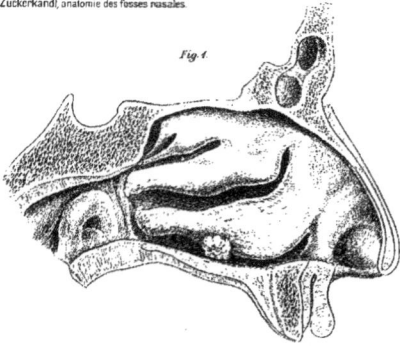

Fig. 3.

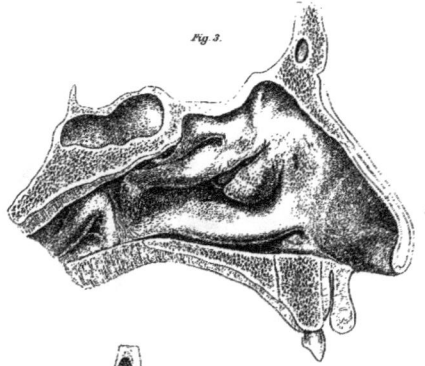

Fig. 2.

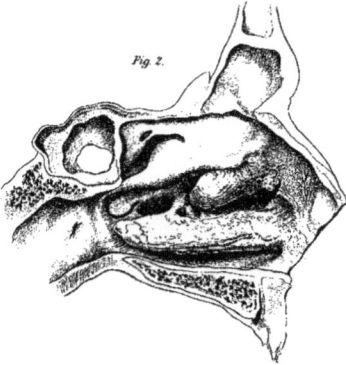

Fig. 4.

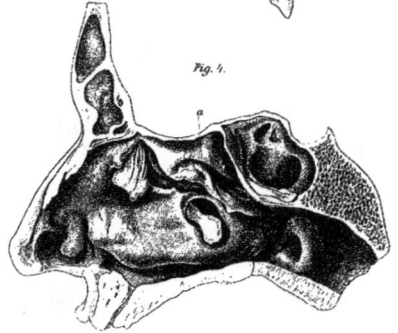

Imp. G. Freytag & Berrot, V. enne.

G. Masson, Éditeur.

Pl. XXII.

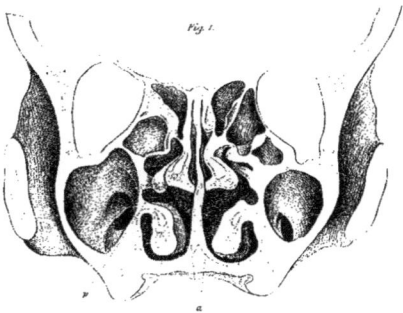

Fig. 1.

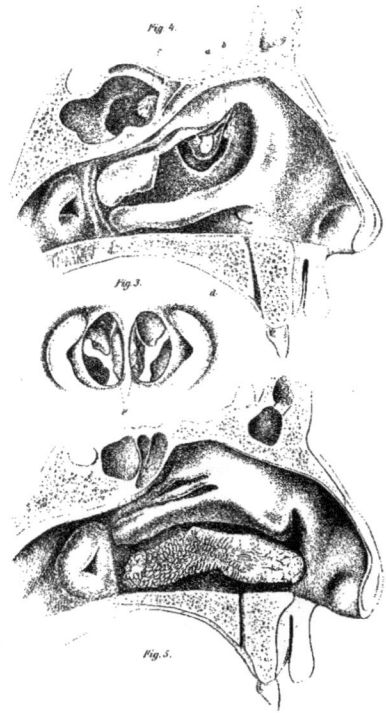

Fig. 4.

Fig. 3.

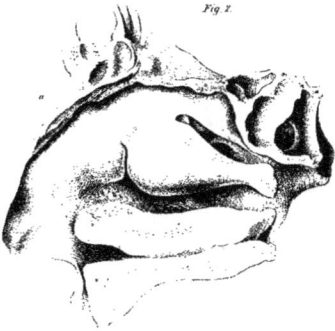

Fig. 2.

Fig. 5.

Imp. G. Freytag & Berndt, Vienne.

G. Masson, Éditeur.

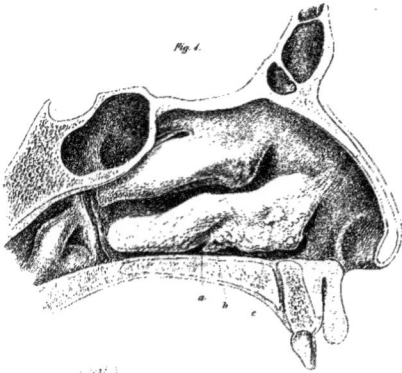

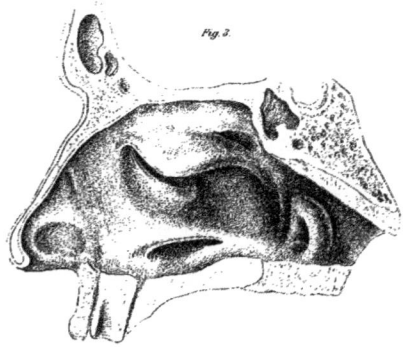

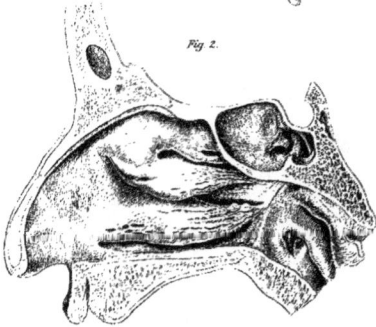

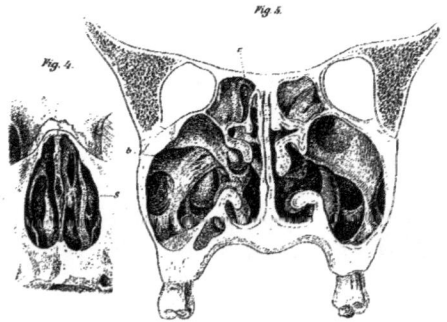

Pl. XXII.

Fig. 1.

Fig. 3.

Fig. 2.

Fig. 5.

Fig. 4.

Imp. Greytag & Berndt, Vienne.

G. Masson, Éditeur.

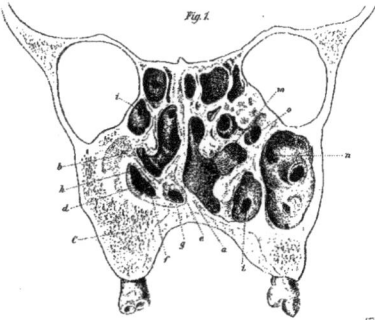

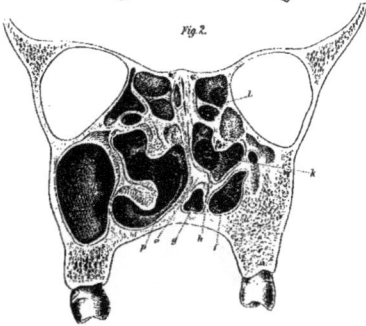

Pl. XXIV.

Fig. 1.

Fig. 5.

Fig. 3.

Fig. 2.

Fig. 4.

Impr. G.... ...tytag & Thorret, Ve...c

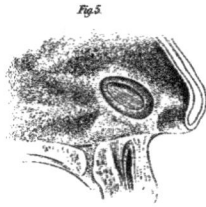

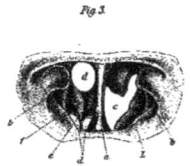

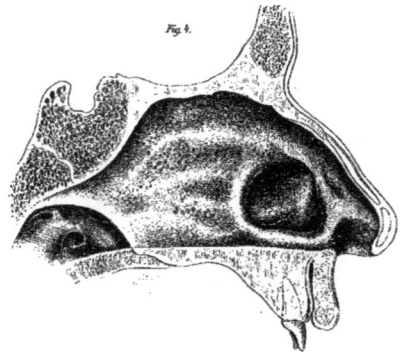

G. Masson, Éditeur.

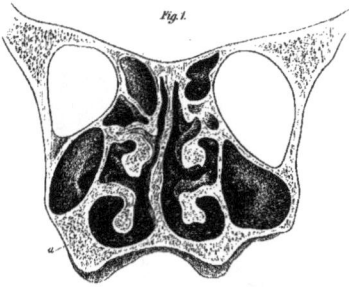

Fig. 1.

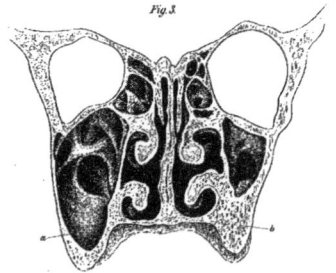

Fig. 3.

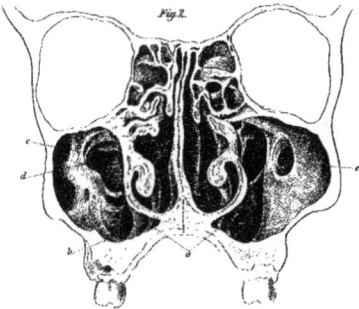

Fig. 2.

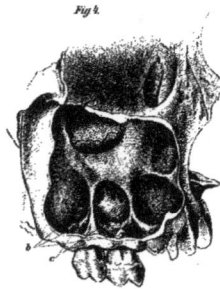

Fig. 4.

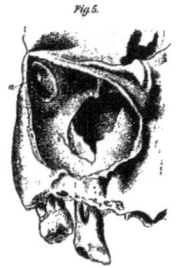

Fig. 5.

Imp. G. Freytag & Berndt, Vienne.   G.Masson, Éditeur.

Pl. XXVI.

Fig 1.

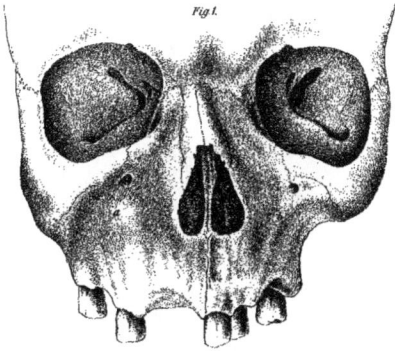

Fig. 3.

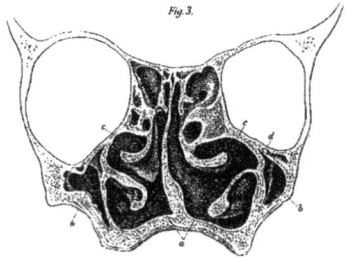

Fig. 2.

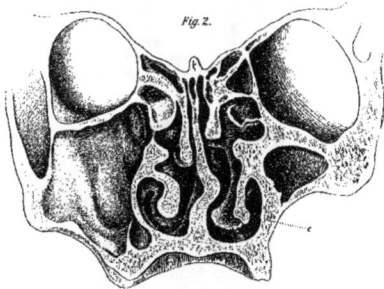

Fig. 4.

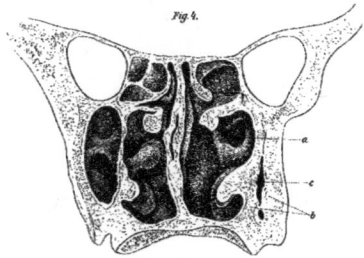

Imp. G. Freytag & Bernat, Vienne

G. Masson, Éditeur.

Pl. XXVII.

Fig. 2.

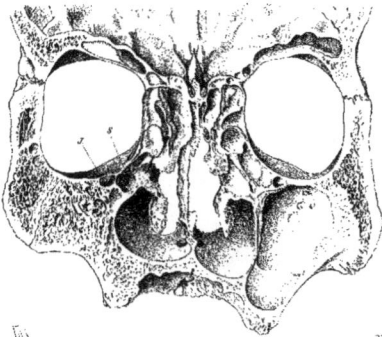

Fig. 1.

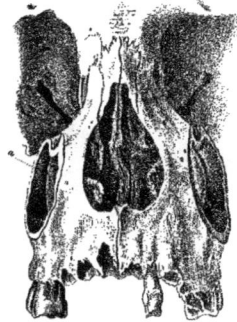

Fig. 5.

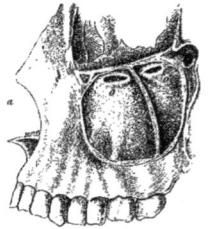

Fig. 3.

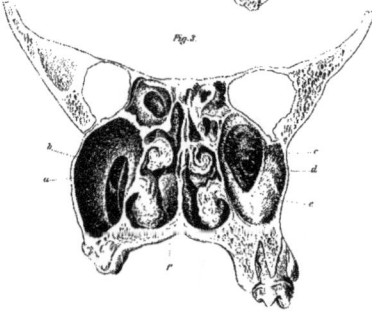

Fig. 4.

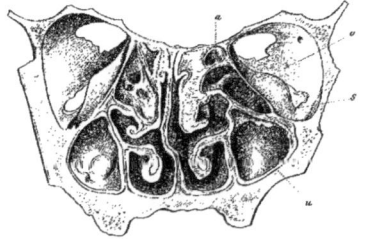

Imp. St-Georges Nord, Vienne.

G. Masson, Éditeur.

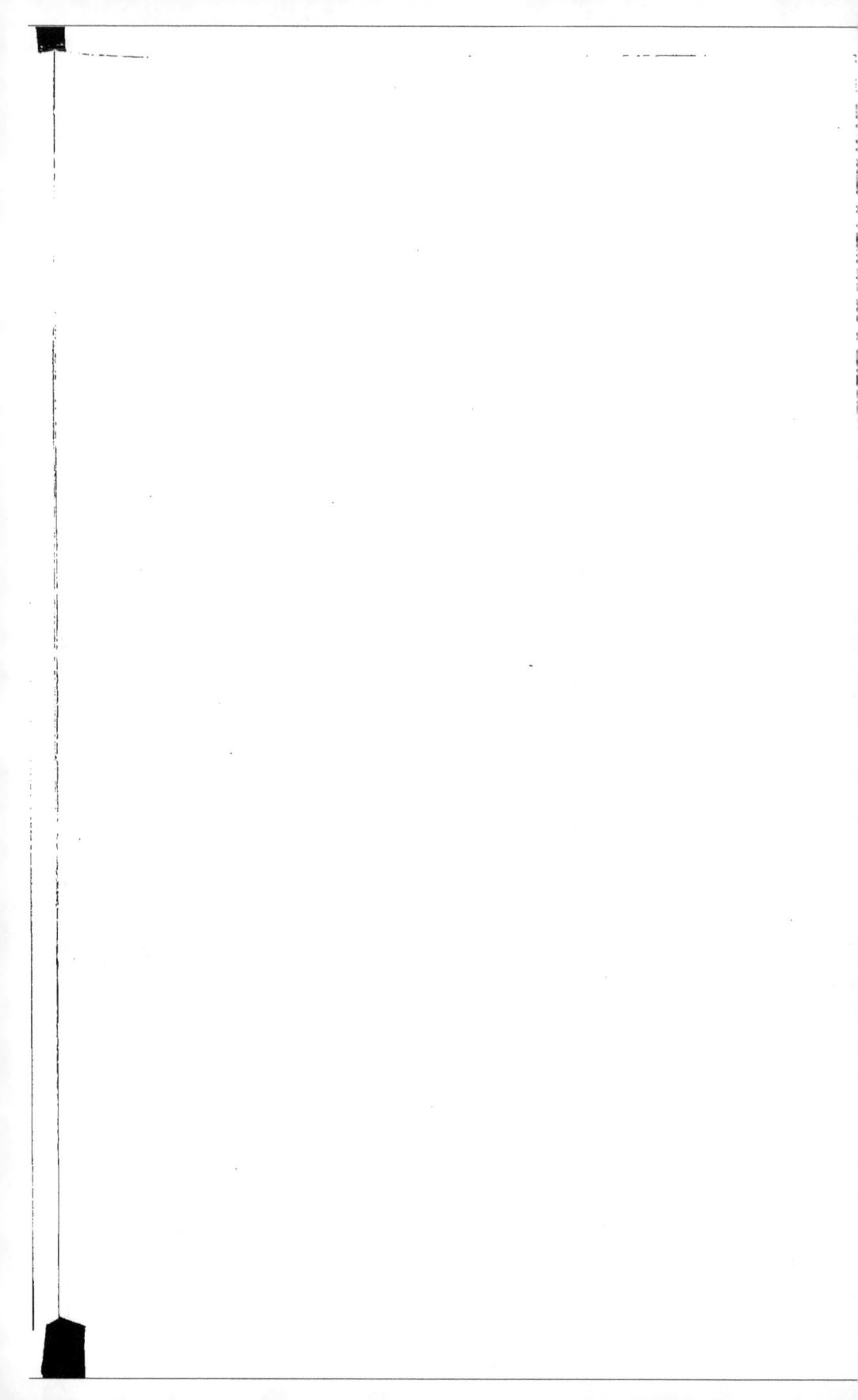

Pl. XXVIII.

Fig. 1.   Fig. 2.   Fig. 3.   Fig. 6.   Fig. 7.

Fig. 4.   Fig. 8.   Fig. 10.

Fig. 9.

Fig. 5.   Fig. 11.

Impr. G.Freytag & Berndt, Vienne.

G.Masson, Éditeur.

Pl. XXIX.

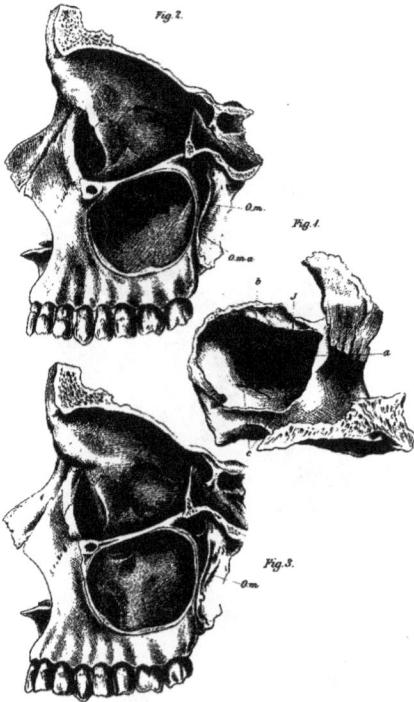

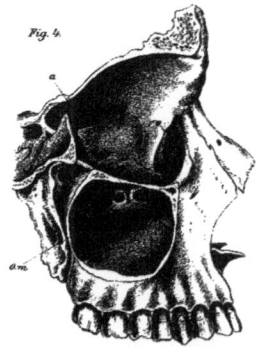

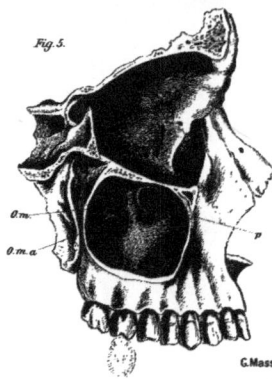

Impr. G.Freytag & Berndt, Vienne.

G.Masson, Éditeur.

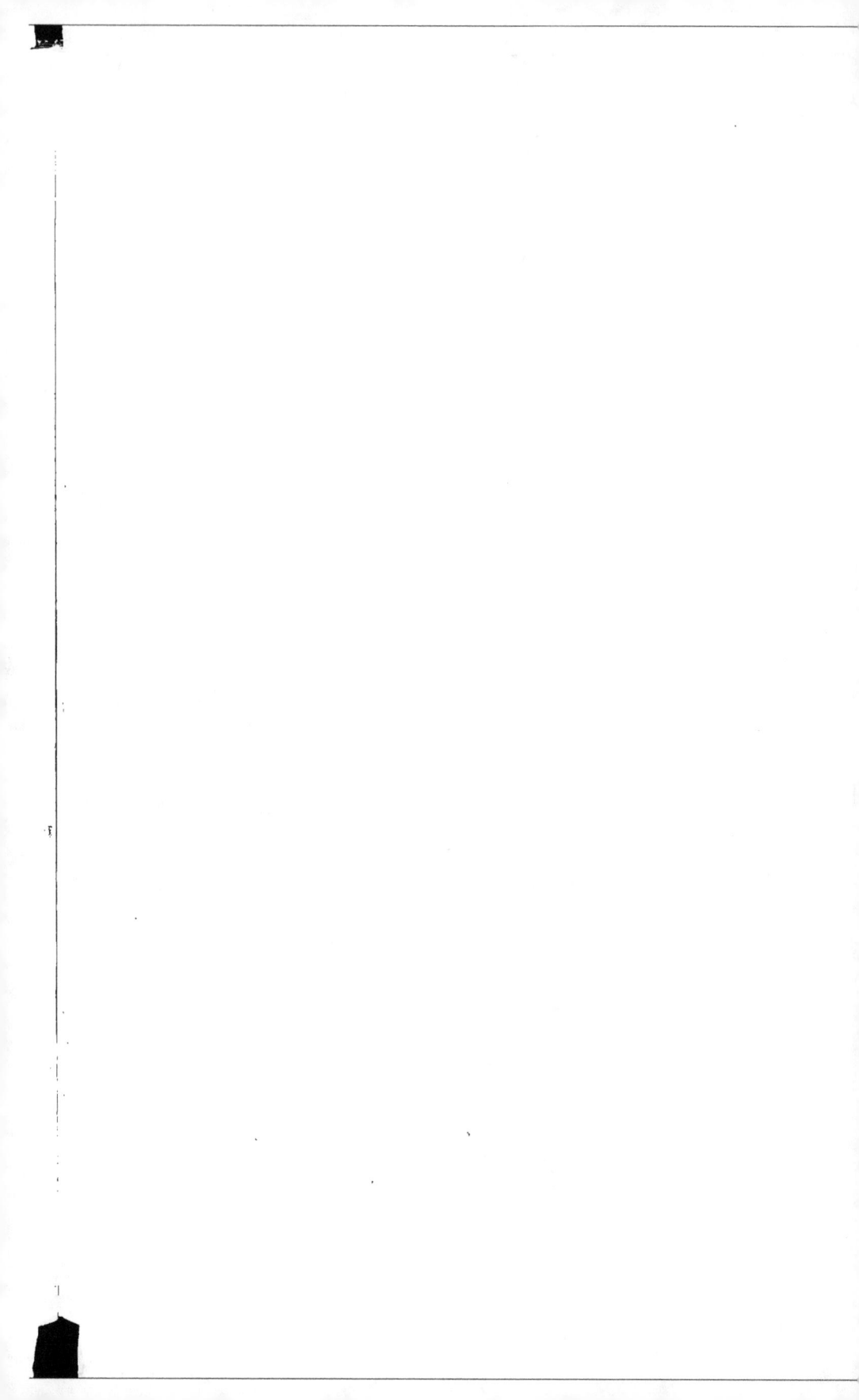

Pl. XXX.

Fig. 1.

Fig. 2.

Fig. 3.

Fig. 4.

Fig. 5.

Fig. 6.

Fig. 7.

Imp. Strouss & Herdt, Vienne

G. Masson, Éditeur.

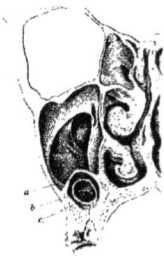

Fig. 1.

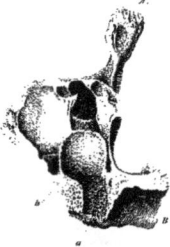

Fig. 3.

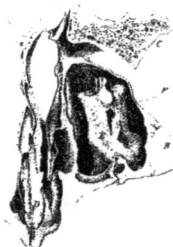

Fig. 4.

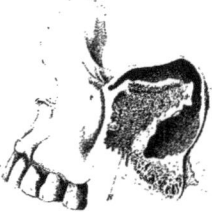

Fig. 5.

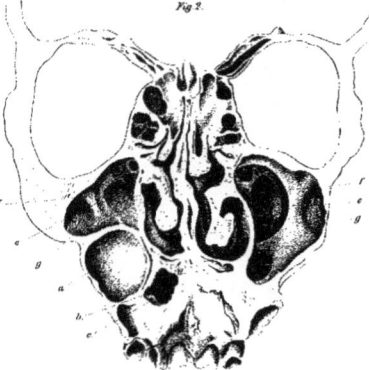

Fig. 2.

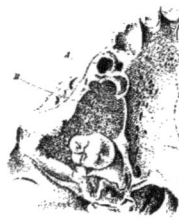

Fig. 6.

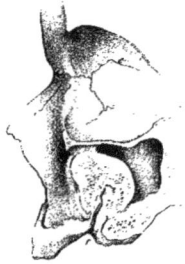

Fig. 7.

Impr. C.Freytag & Berndt, Vienne.

G.Masson, Éditeur.

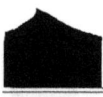

Fig. 2.

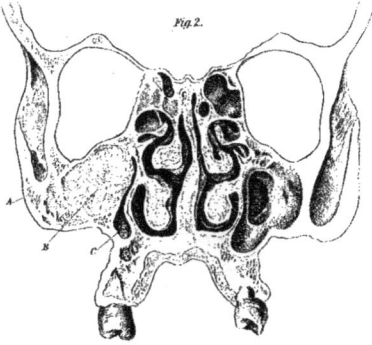

Fig. 1.

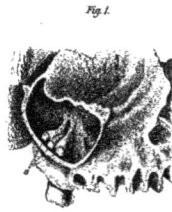

Fig. 4.

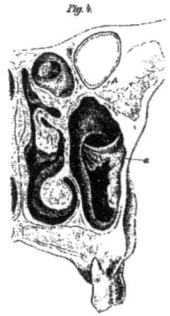

Fig. 3.

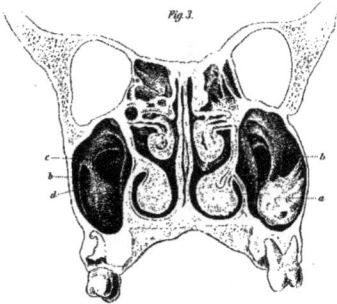

Fig. 5.

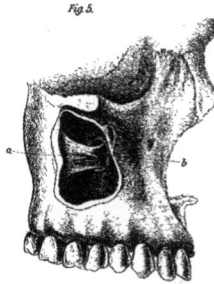

Fig. 6.

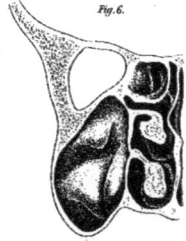

Impr. G.Freytag & Berndt, Vienne.

G.Masson, Éditeur.

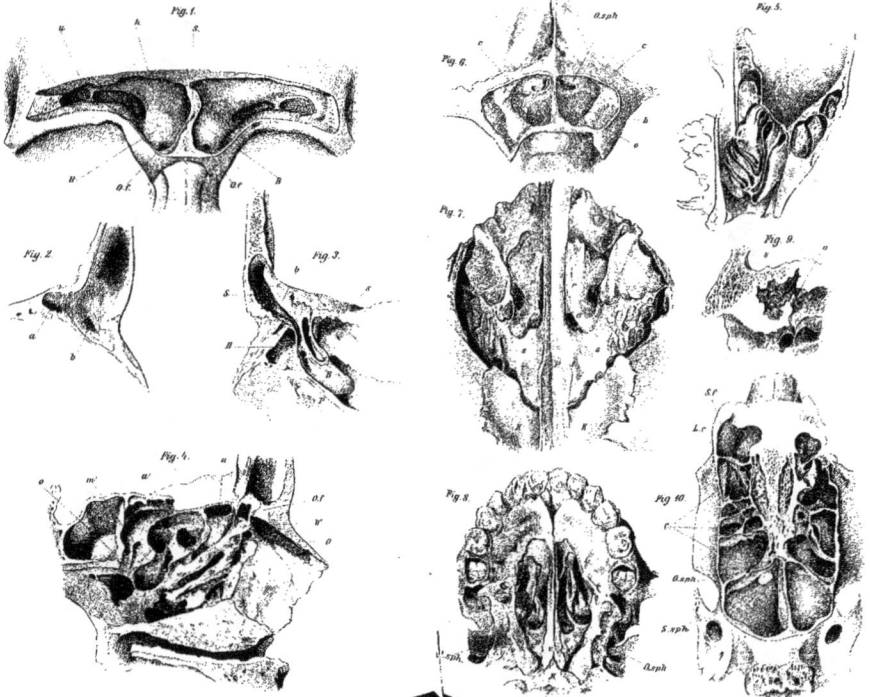

Fig. 1.

Fig. 2.

Fig. 3.

Fig. 4.

Fig. 5.

Fig. 6.

Fig. 7.

Fig. 8.

Fig. 9.

Fig. 10.

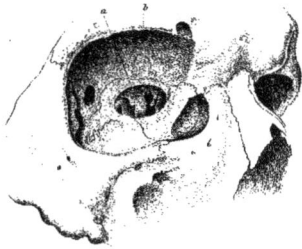

Fig. 1.

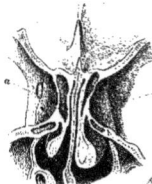

Fig. 4.

Fig. 5.

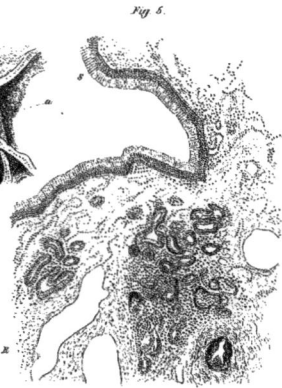

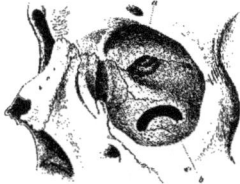

Fig. 2.

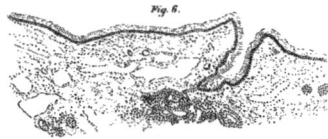

Fig. 6.

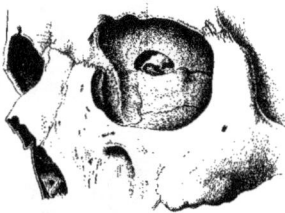

Fig. 3.

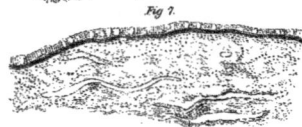

Fig. 7.

Imp. G Fraipoug& Berger, Venure   C.Masson, Éditeur.

Pl. XXXV.

Fig. 1.

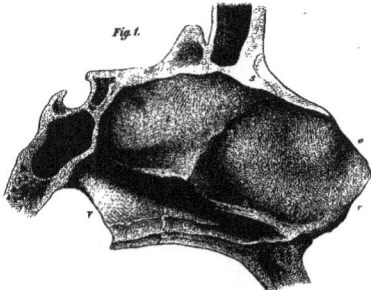

Fig. 2.

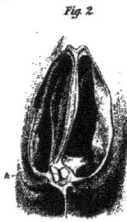

Fig. 3.

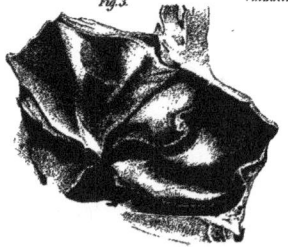

Fig. 5.

Fig. 6.

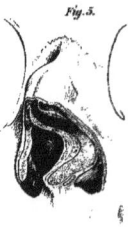

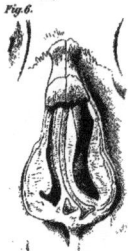

Fig. 8.

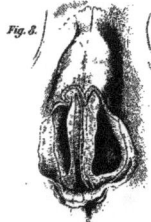

Fig. 7.

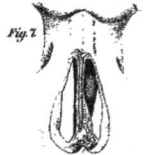

Fig. 4.

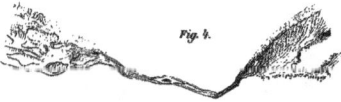

Fig. 9.

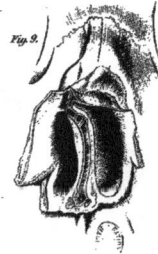

Fig. 10.

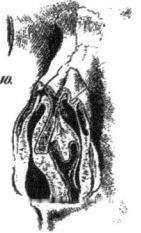

Impr. G Freytag & Berndt, Vienne.

G. Masson, Éditeur.

Fig. 1.

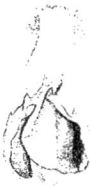

Fig. 2.

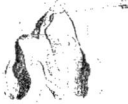

Fig. 5.

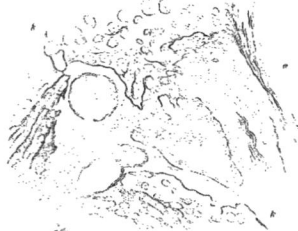

Fig. 7.

Fig. 3.

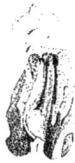

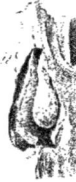

Fig. 7.

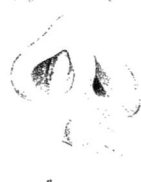

Fig. 8.

Fig. 4.

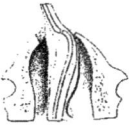

Fig. 6.

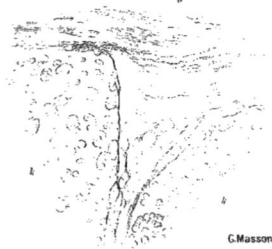

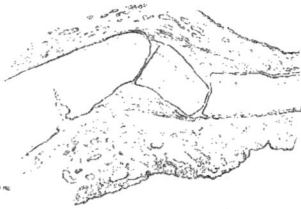

Imp. Lemercier & Cie, Paris.

G.Masson, Éditeur.

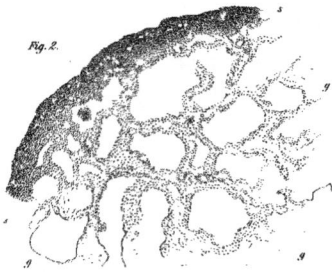

Fig. 2.

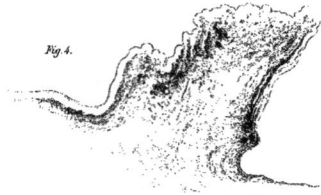

Fig. 4.

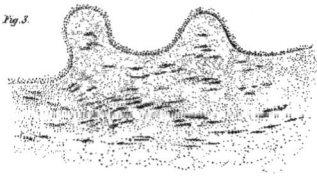

Fig. 3.

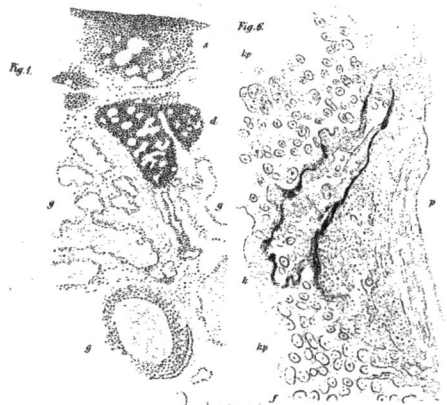

Fig. 1.

Fig. 6.

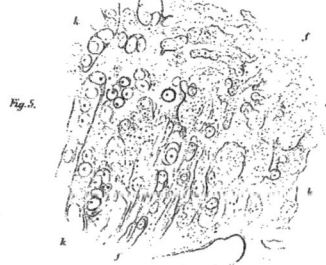

Fig. 5.

Impr. C.Freytag & Berndt, Vienne

G.Masson, Éditeur.

Pl. XXXVIII.

Fig. 1.

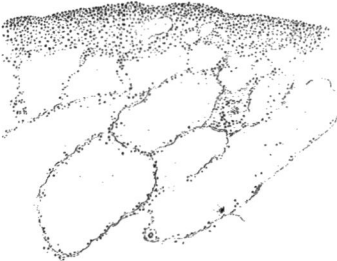

Fig. 6.

Fig. 3.

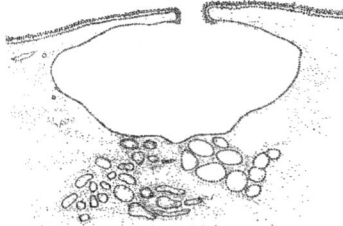

Fig. 4.

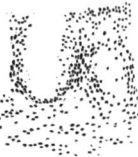

Fig. 2.

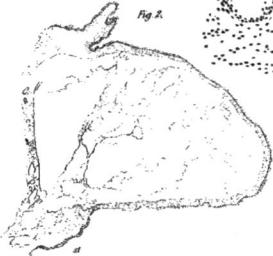

Fig. 5.

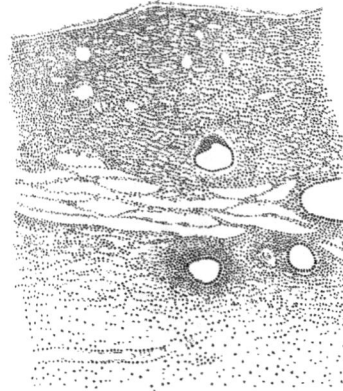

Impr. G.Freytag & Berndt, Vienne.

G.Masson, Éditeur.

Fig. 3.

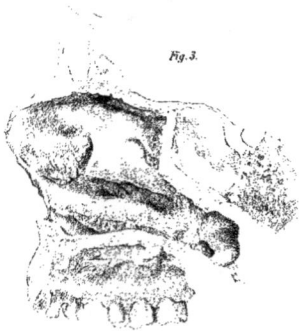

Fig. 1.

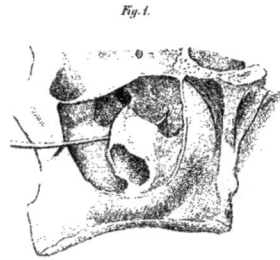

Fig. 2.

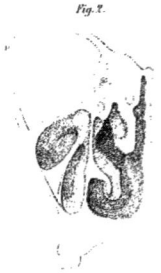

Fig. 4.

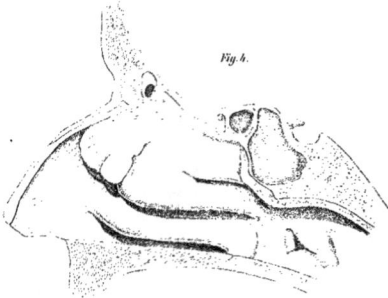

Fig. 5.

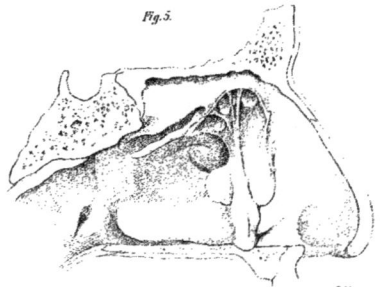

Impr. C. Meyboz & Perrin, Vienne.

G. Masson, Éditeur.

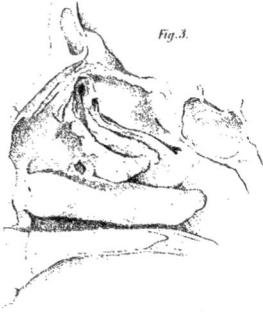

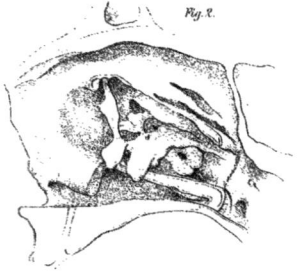

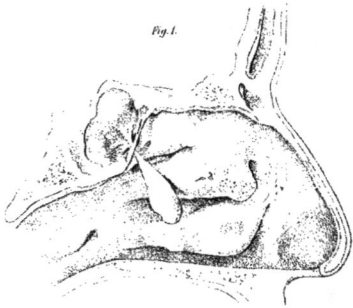

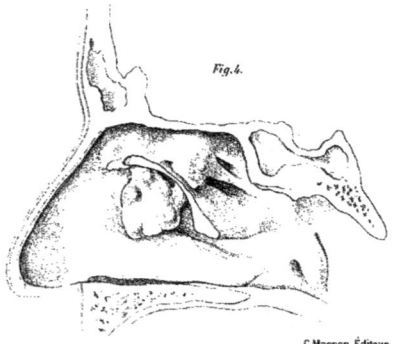

Pl. XL.

Fig. 3.

Fig. 2.

Fig. 1.

Fig. 4.

Imp. Stroylaga Néret. Vienne.

G. Masson, Éditeur.

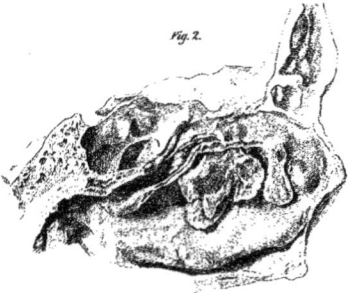

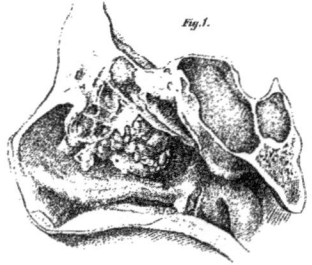

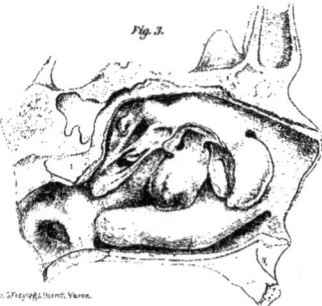

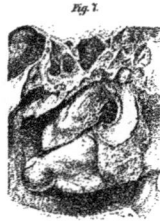

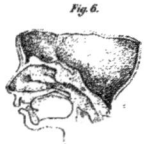

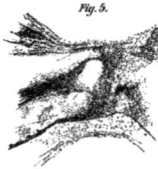

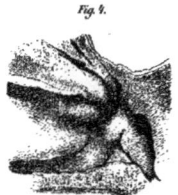

Pl. XLi.

Fig. 2.

Fig. 1.

Fig. 7.

Fig. 6.

Fig. 3.

Fig. 5.

Fig. 4.

Imp. S.Freytag.L.Horrck, Vienne.

G.Masson, Éditeur.

Pl. XLII.

Fig.1.

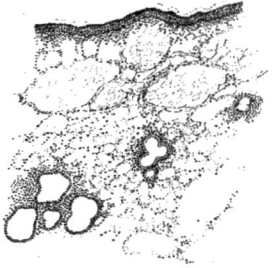

Fig.3.

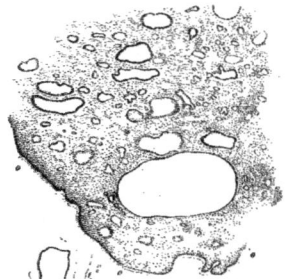

Fig.2.

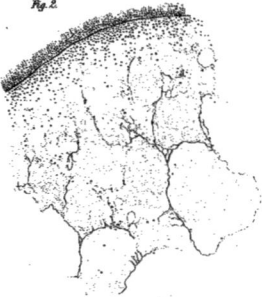

Fig.4.

Fig.5.

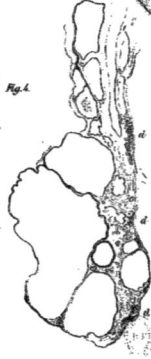

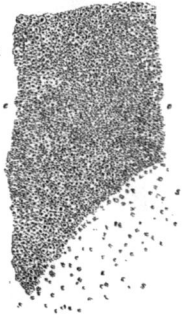

Impr. G.Freytag & Berndt, Vienne.

G.Masson, Éditeur.

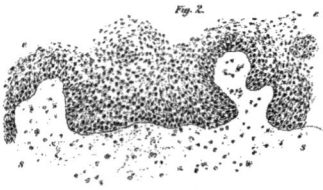

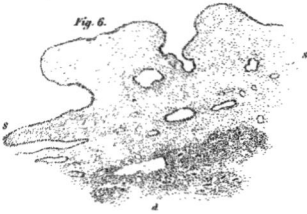

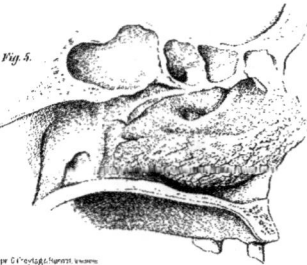

Pl. XLIII.

Fig. 2.

Fig. 3.

Fig. 4.

Fig. 6.

Fig. 1.

Fig. 5.

Fig. 7.

Impr. G Freytag & Narret, Bruxelles

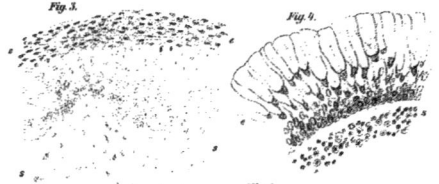

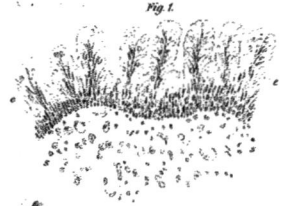

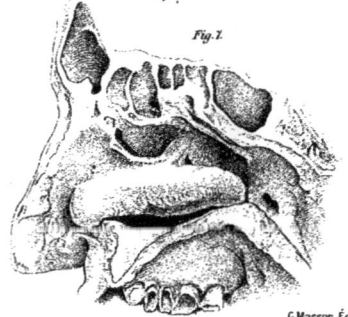

G.Masson, Éditeur.

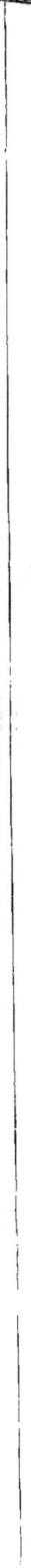

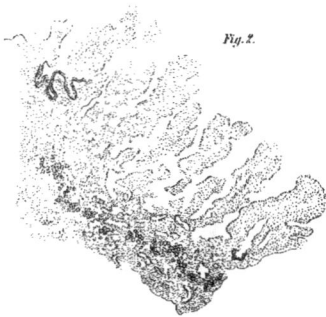

Fig. 2.

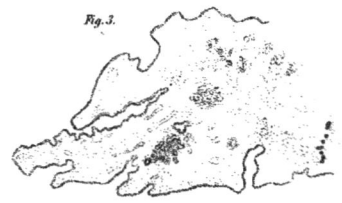

Fig. 3.

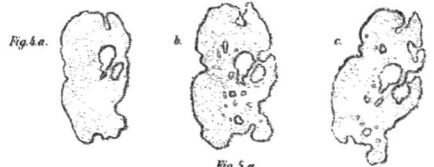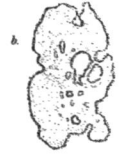

Fig. 4. a.   *b.*   *c.*

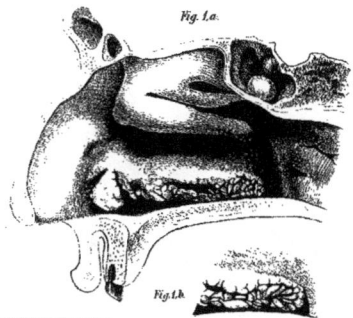

Fig. 1. a.

Fig. 1. b.

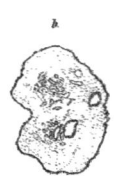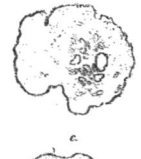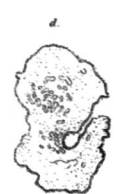

Fig. 5. a.

b.   *d.*

c.

Impr. G.Freytag & Berndt, Vienne.

G. Masson, Éditeur.

Fig. 4.

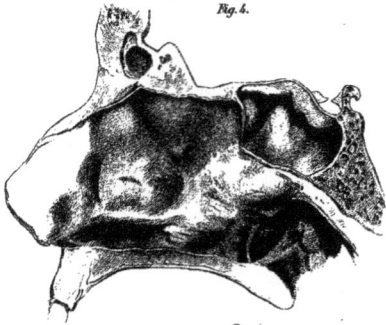

Fig.5.

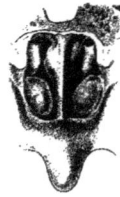

Fig. 3.

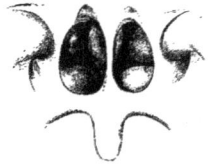

Fig. 2.

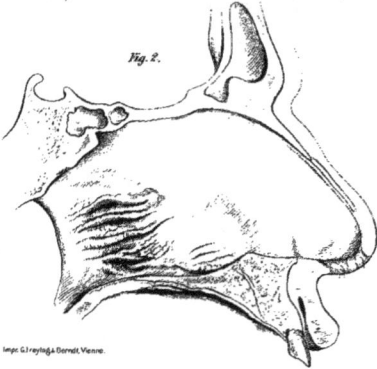

Fig. 1.

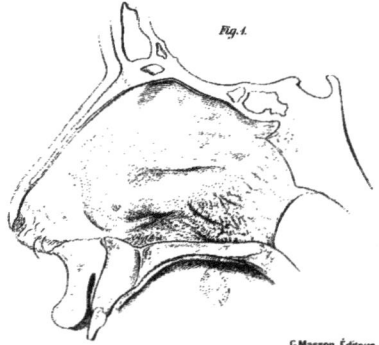

Impr. G.Freytag & Berndt, Vienne.

G.Masson, Éditeur.

Fig. 3.

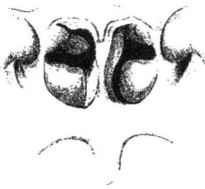

Fig. 4.

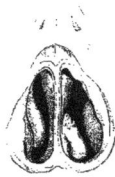

Fig. 5.

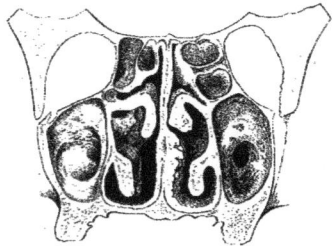

Fig. 2.

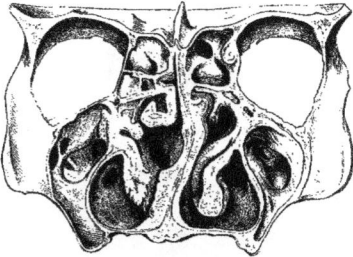

Fig. 1.

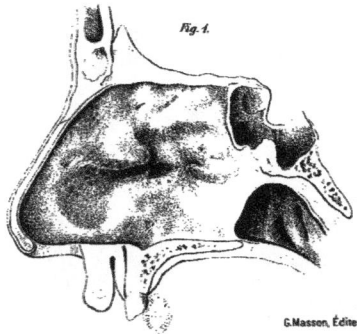

Impr. G.Freytag & Berndt, Vienne.

G.Masson, Éditeur.

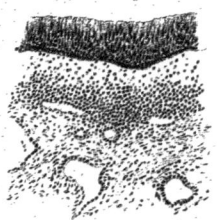

Fig. 5.

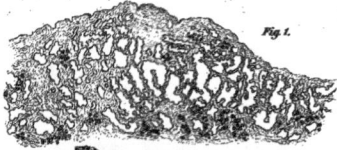

Fig. 1.

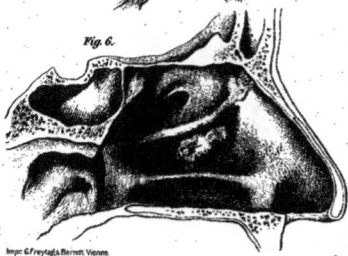

Fig. 3.

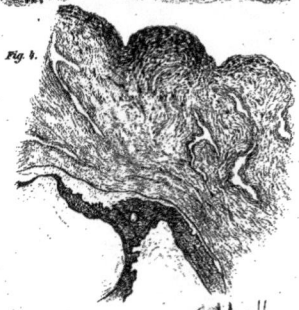

Fig. 4.

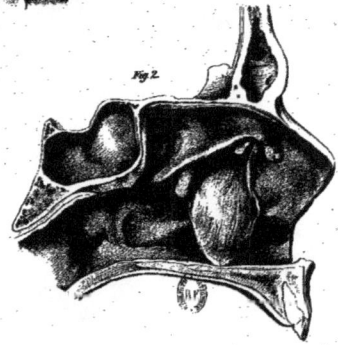

Fig. 2.

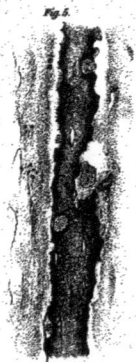

Fig. 6.

Imp. G.Freytag & Berndt. Vienne.

G.Masson, Éditeur.

Pl. XLVIII.

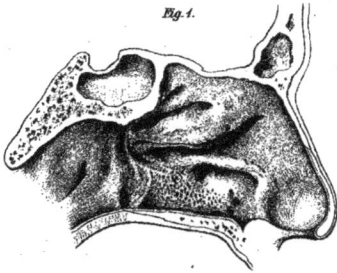

Fig. 1.

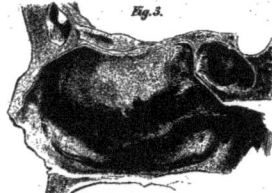

Fig. 3.

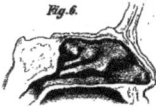

Fig. 6.

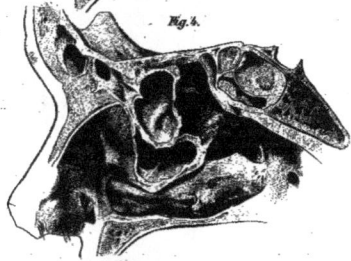

Fig. 4.

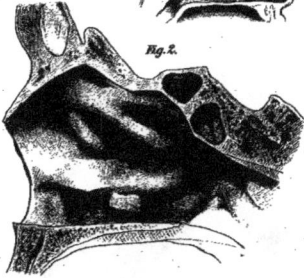

Fig. 2.

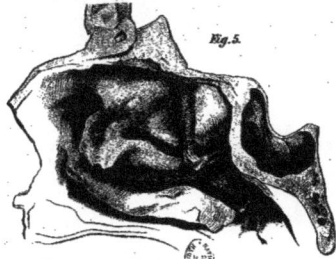

Fig. 5.

Impr. G.Freytag & Berndt, Vienne.

G.Masson, Éditeur.

Pl. XCIX.

Fig. 1.

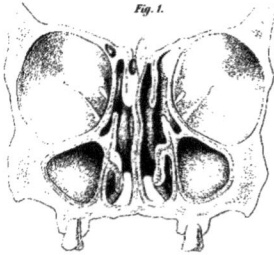

Fig. 3.

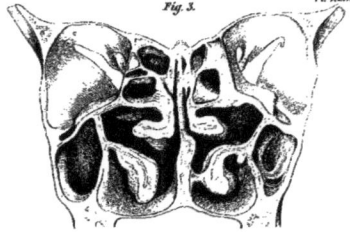

Fig. 5.

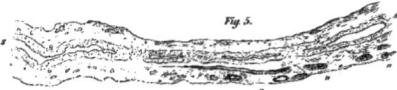

Fig. 6.

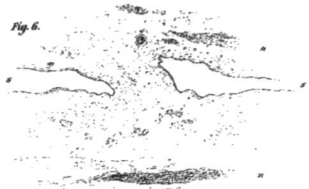

Fig. 4.

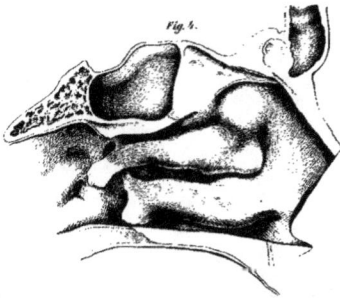

Fig. 2.

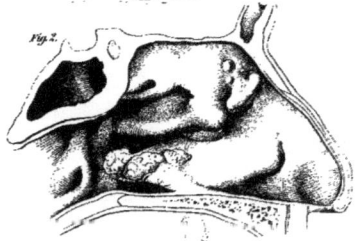

Imp. Stürylug & Herndl, Vienne.

G.Masson, Éditeur.

Pl. L.

Fig. 1.

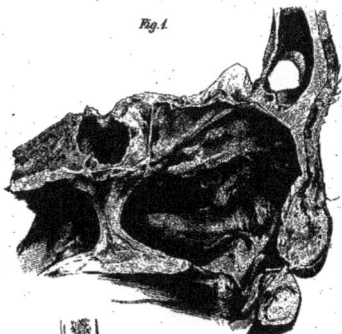

Fig. 3.

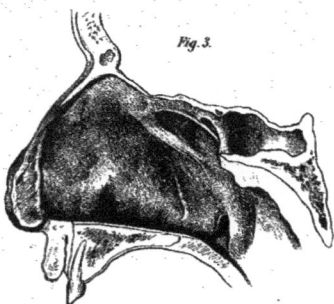

Fig. 2.

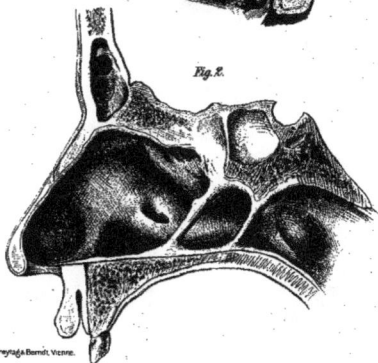

Fig. 4.

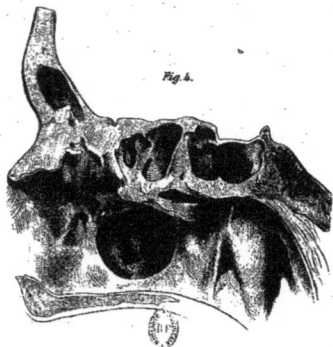

Impr. G.Freytag & Berndt, Vienne.

G.Masson, Éditeur.

Pl. LI.

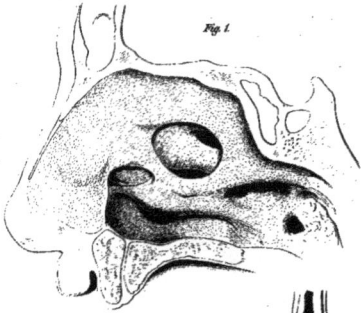

Fig. 1.

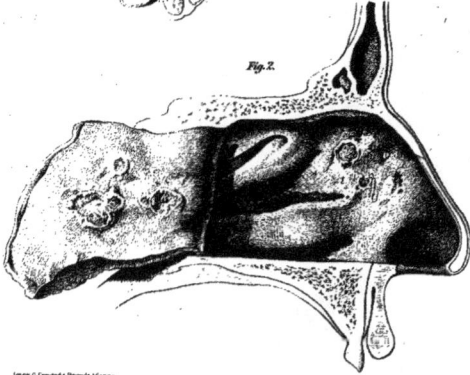

Fig. 2.

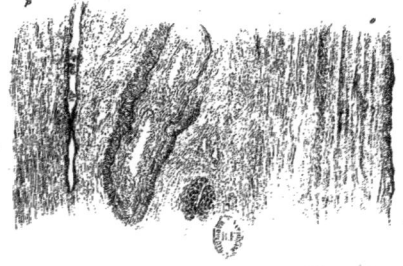

Fig. 6.

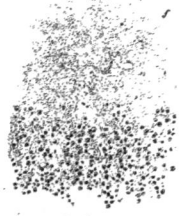

Fig. 4.

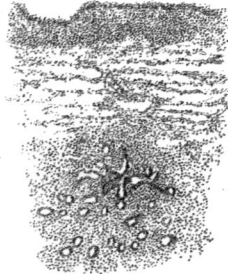

Fig. 3.

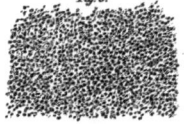

Fig. 5.

Imp. G.Freytag & Berndt, Vienne.

G.Masson, Éditeur.

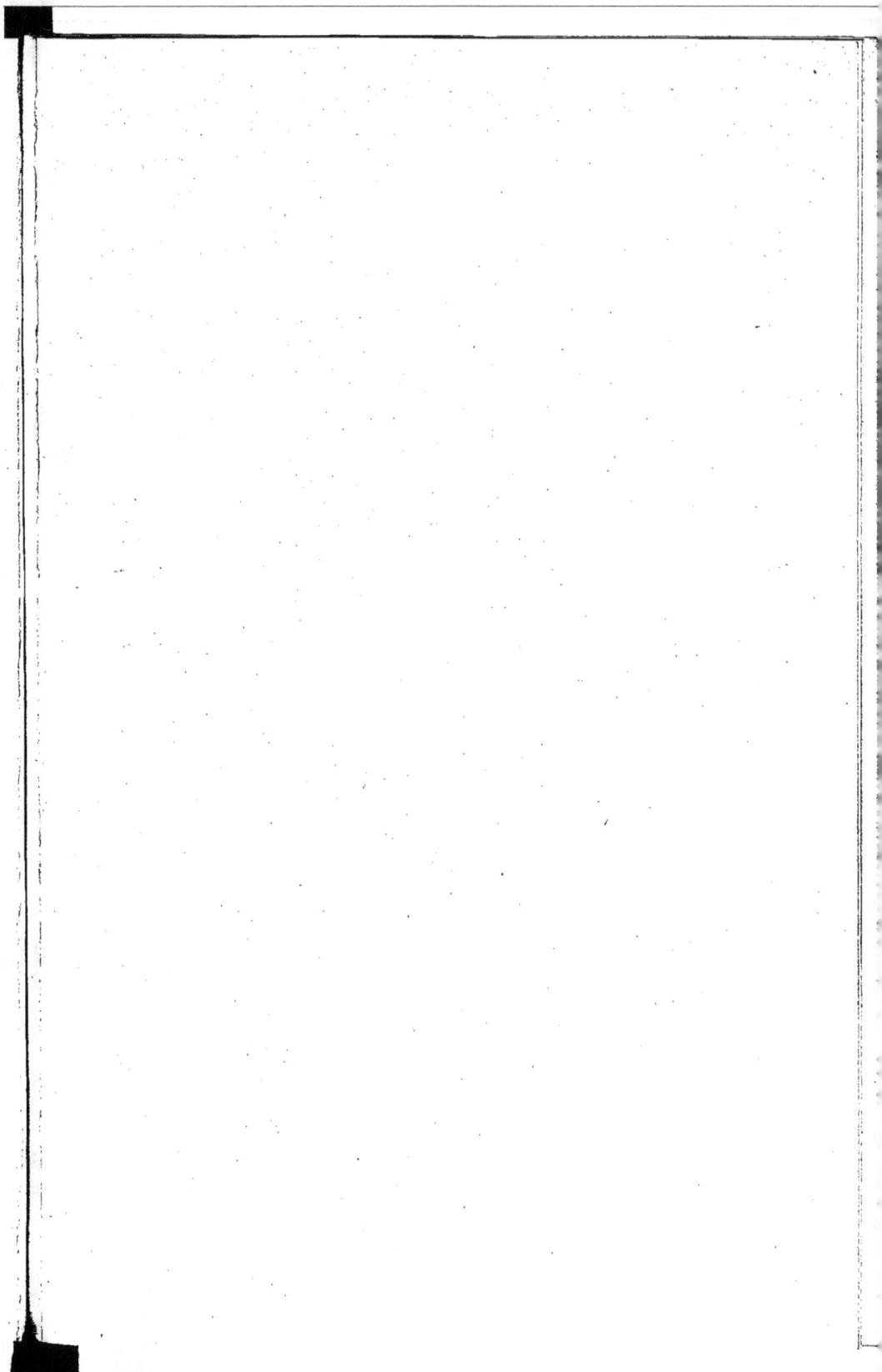

Fig. 1.

Fig. 5.

Fig. 6.

Fig. 2.

Fig. 4.

Fig. 3.

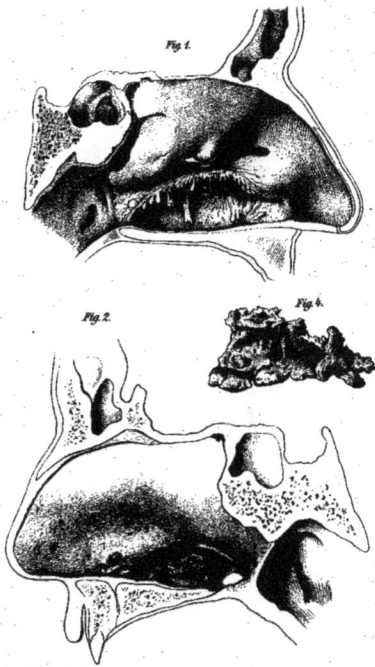

Impr. G.Freytag & Berndt, Vienne.

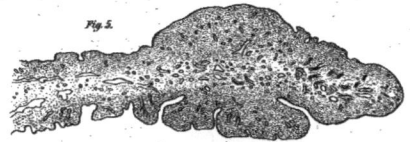

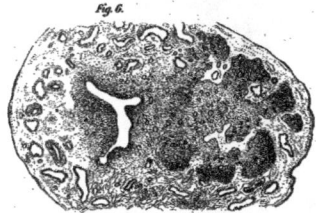

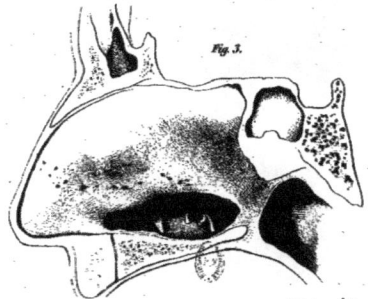

G.Masson, Éditeur.

Pl. LIII.

Fig. 3.

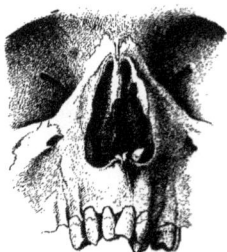

Fig. 8.

Fig. 4.

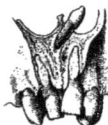

Fig. 7.

Fig. 6.

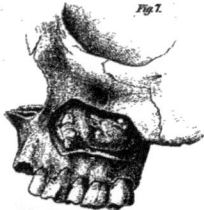

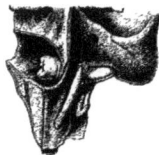

Fig. 10.

Fig. 9.

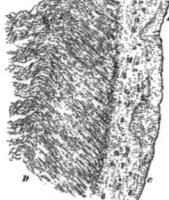

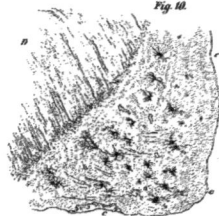

Fig. 1.

Fig. 2.

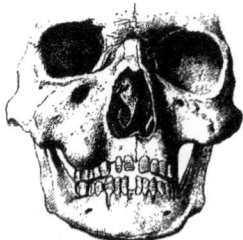

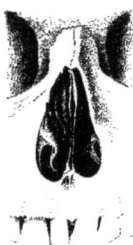

Fig. 5.

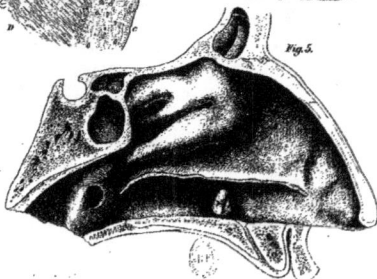

Impr. G.Freytag & Berndt, Vienne.

G. Masson, Éditeur.

Pl. LIV.

Fig. 1.

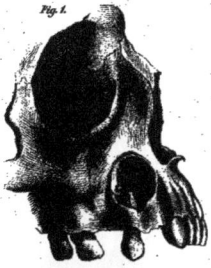

Fig. 2.

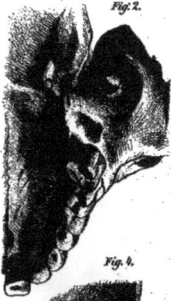

Fig. 6.

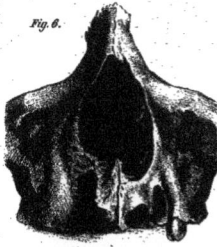

Fig. 5.

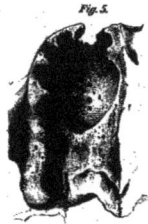

Fig. 3.

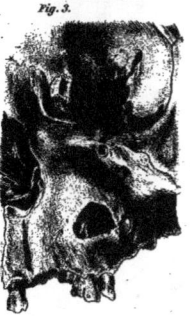

Fig. 4.

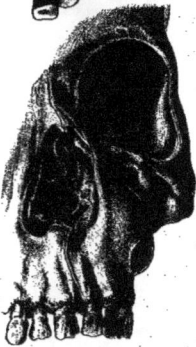

Fig. 7.

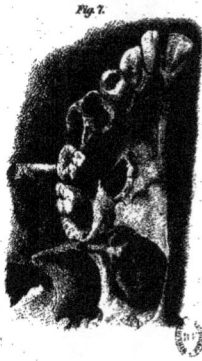

Fig. 8.

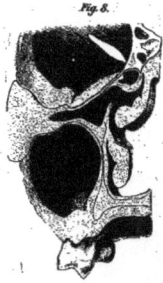

Impr. G. Freytag & Berndt, Vienne.

G. Masson, Éditeur.

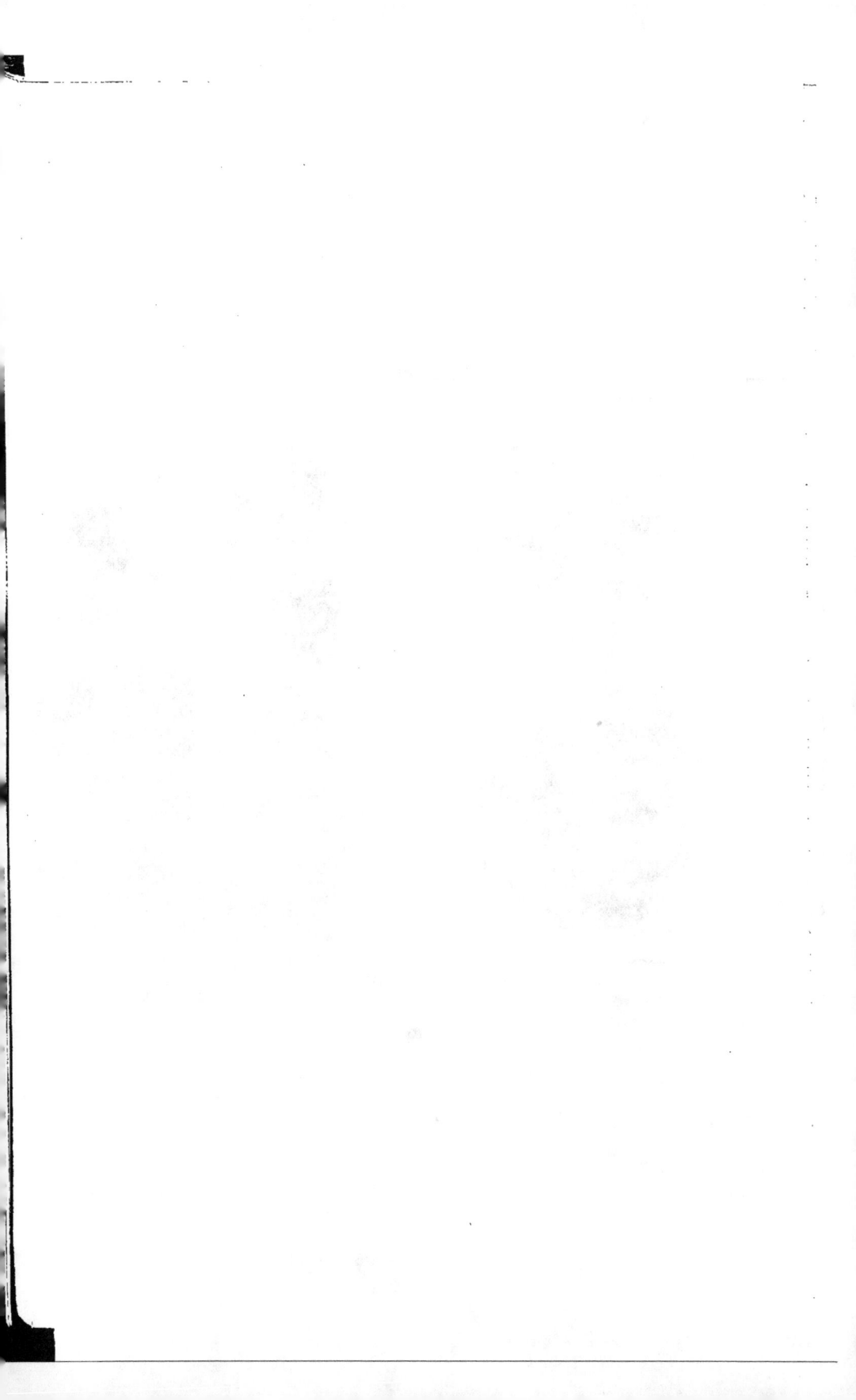

Pl. LV.

Fig. 2.

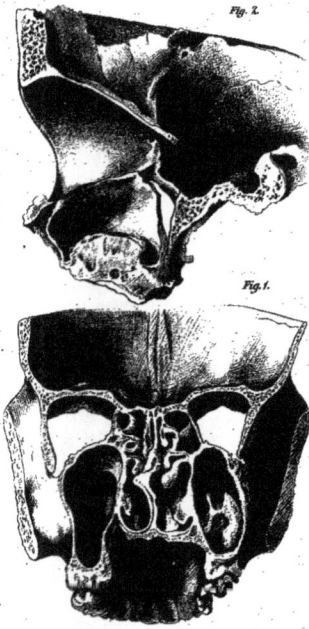

Fig. 4.

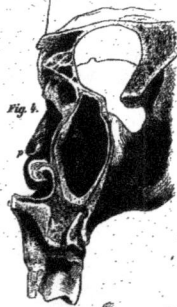

Fig. 3.

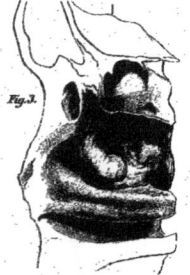

Fig. 1.

Fig. 7.

Fig. 5.

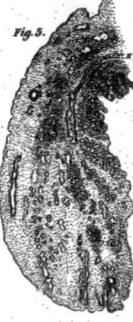

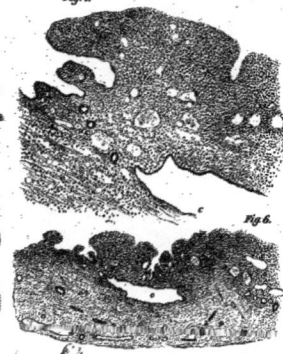

Fig. 6.

G. Masson, Éditeur.

Pl. LVI.

Fig. 4.

Fig. 1.

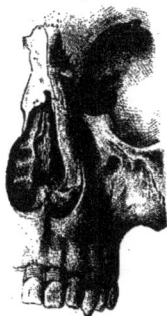

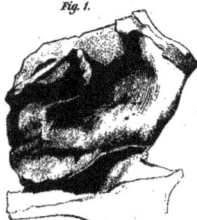

Fig. 5.

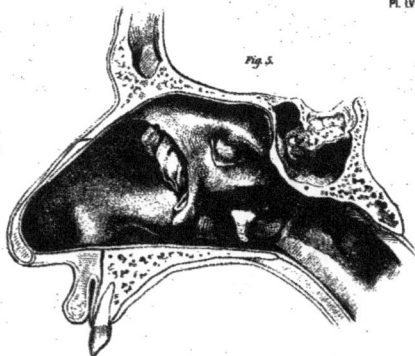

Fig. 2.

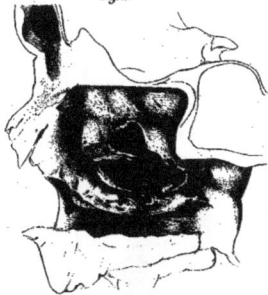

Fig. 3.

Fig. 6.

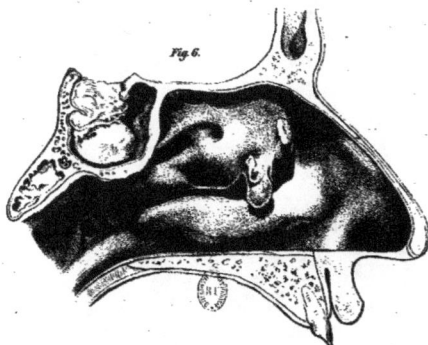

Imp. G.Freytag & Berndt, Vienne

G. Masson, Éditeur.

Pl. LVII.

Fig. 2.

Fig. 3.

Fig. 5.

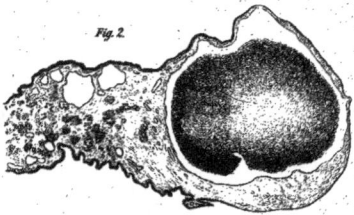

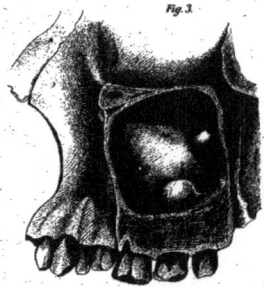

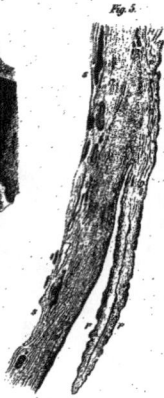

Fig. 1.

Fig. 4.

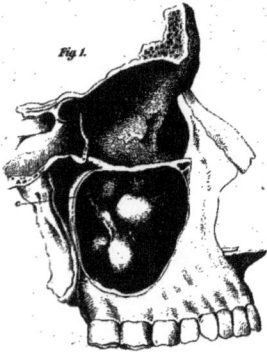

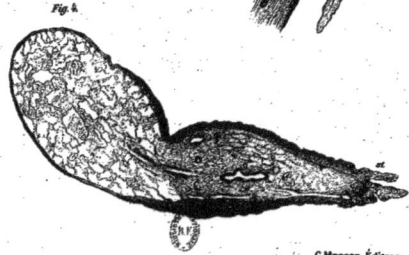

Impr. G.Freytag&.Berndt, Vienne.

G.Masson, Éditeur.

Pl. LVIII.

Fig. 3.

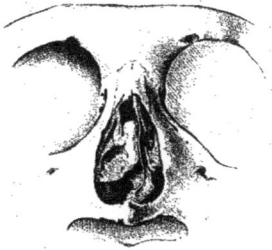

Fig. 4.

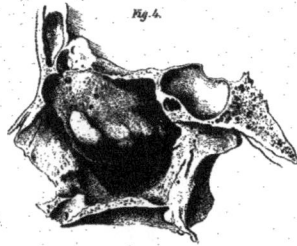

Fig. 1.

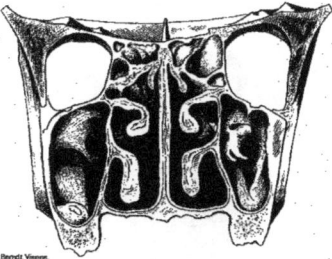

Fig. 2.

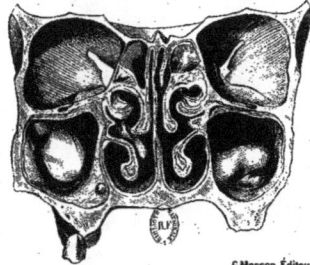

Impr. G.Freytag & Berndt, Vienne.

G.Masson, Éditeur.

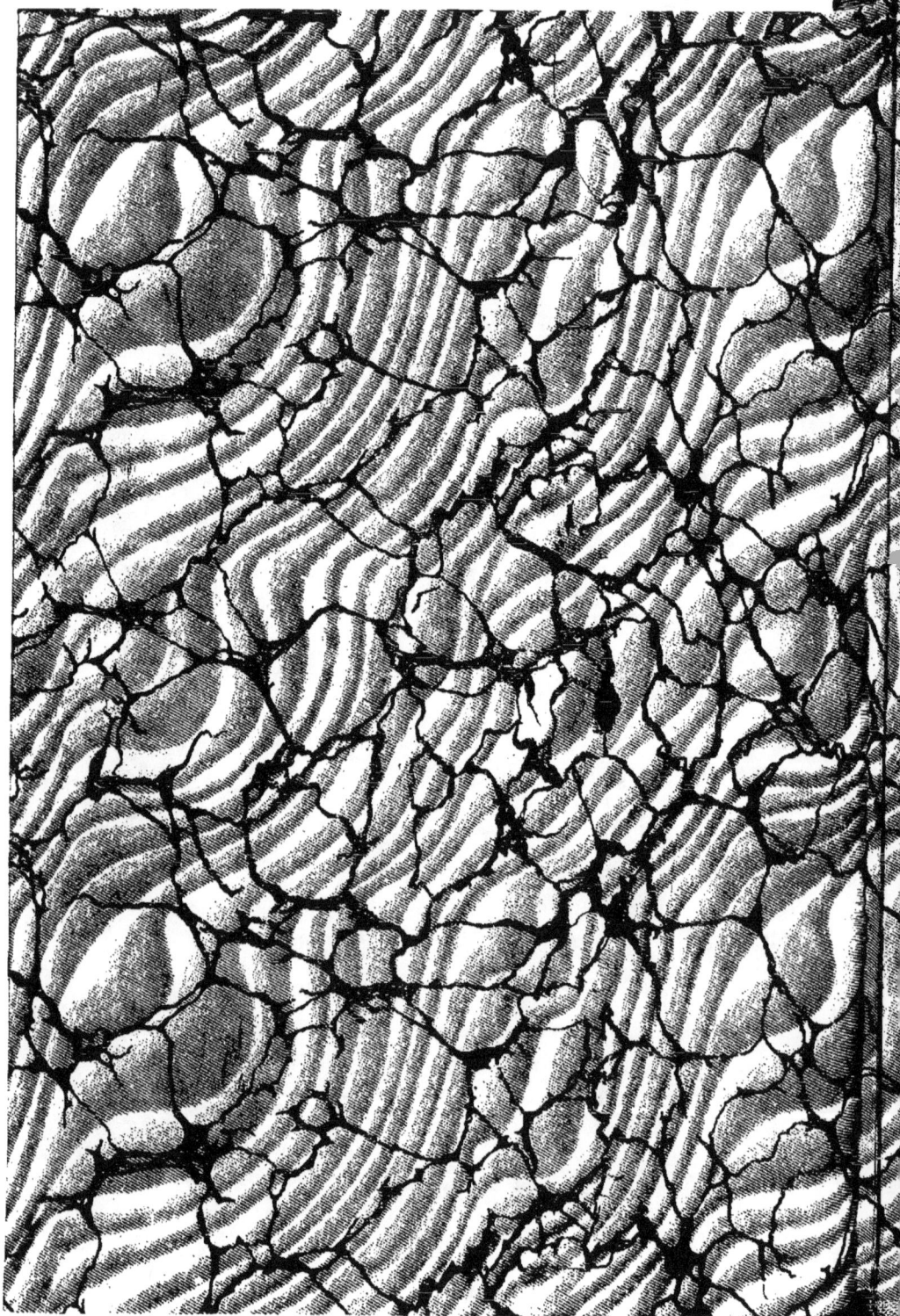

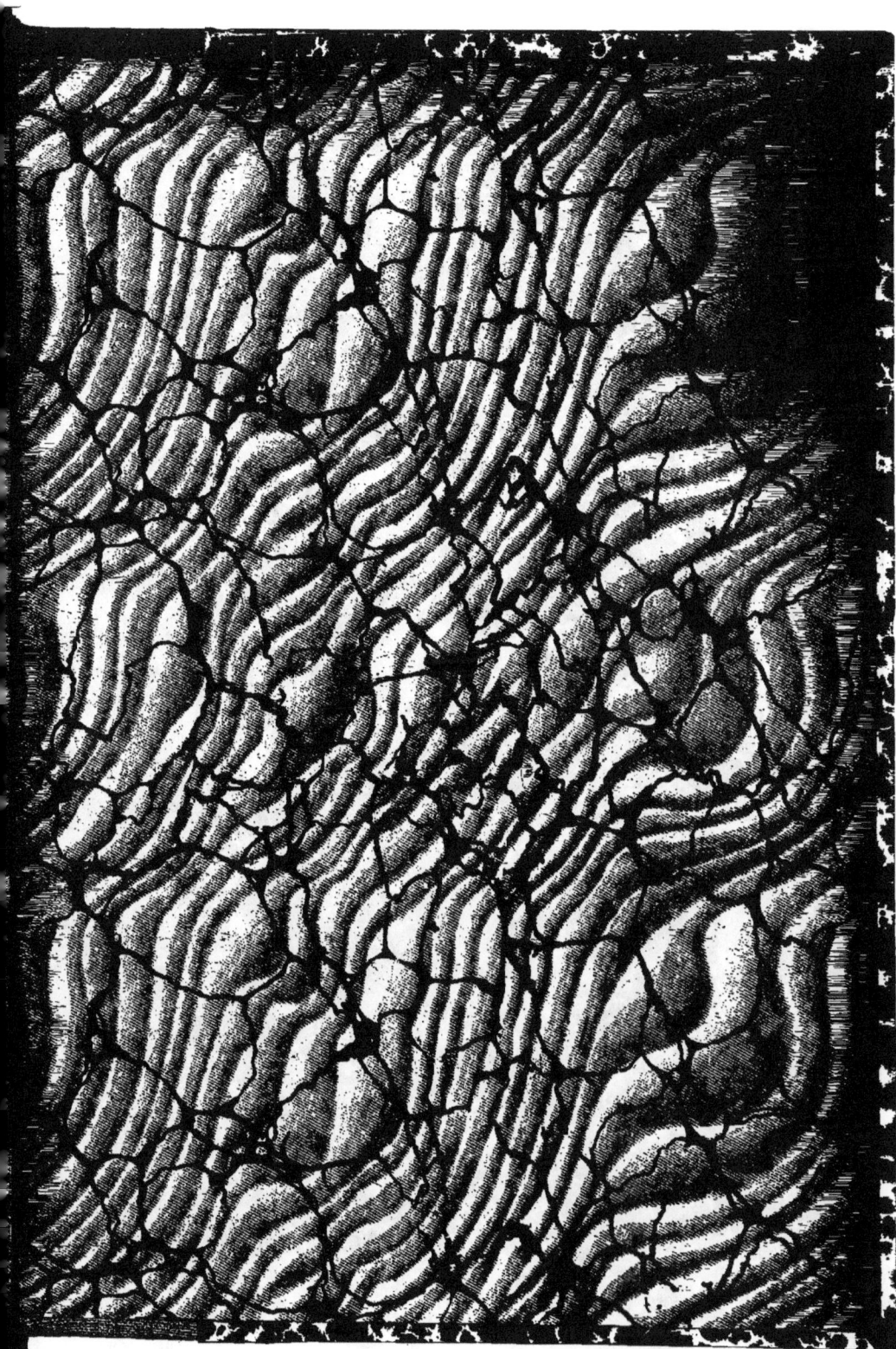

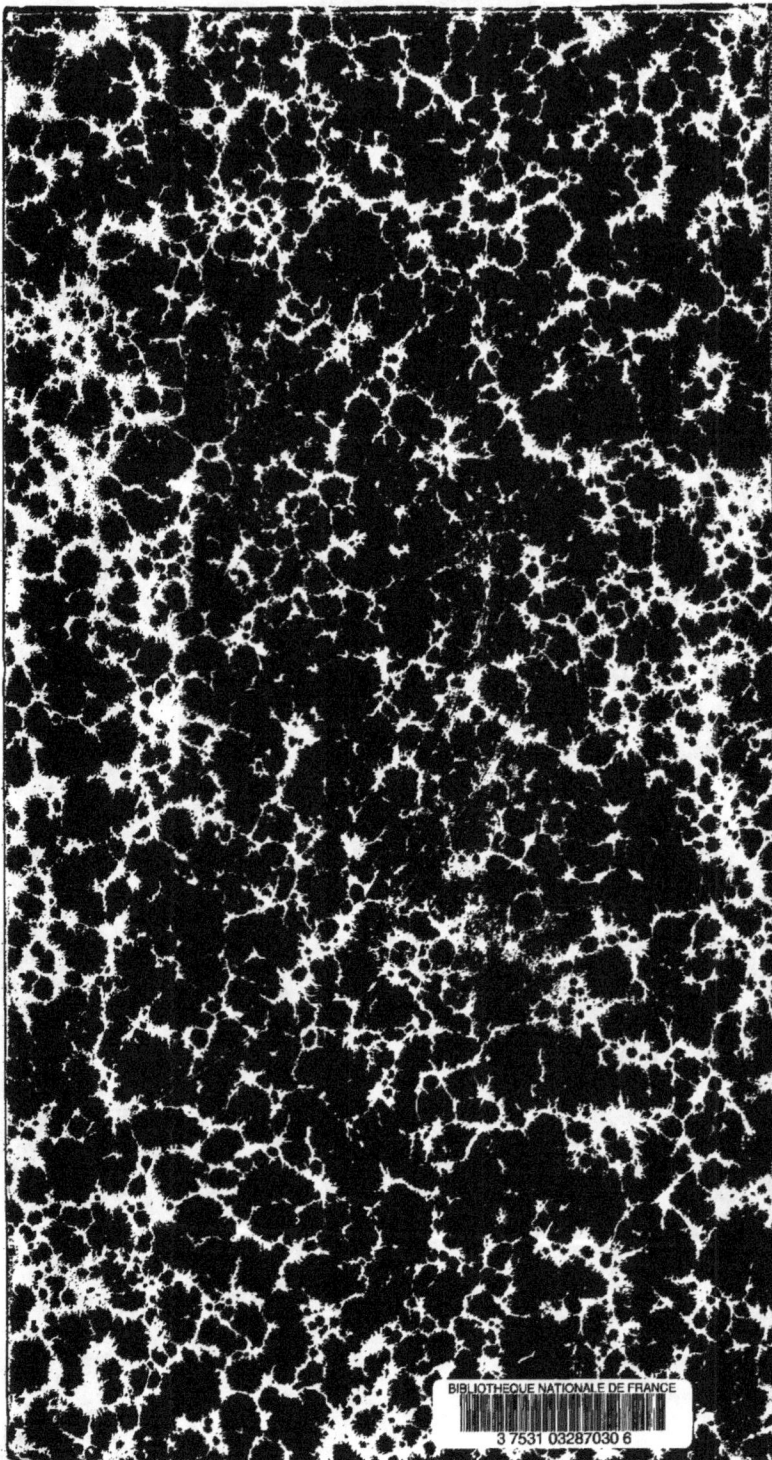

www.ingramcontent.com/pod-product-compliance
Lightning Source LLC
Chambersburg PA
CBHW071658200326
41519CB00012BA/2548